LE
VÉTÉRINAIRE
CHEZ SOI

CHARLEVILLE
TYPOGRAPHIE ET LITHOGRAPHIE A. POUILLARD

LE
VÉTÉRINAIRE
CHEZ SOI

ou

TRAITÉ DES PRINCIPALES MALADIES

DES ANIMAUX

A L'USAGE DES PROPRIÉTAIRES DE BESTIAUX

PAR UNE DES PREMIÈRES CÉLÉBRITÉS DE FRANCE

Publié par GOBERT Fils

DE LA NEUVILLE-EN-TOURNE-A-FUY (ARDENNES)

Chez lequel on trouvera l'ouvrage.

— ◦ —

CHARLEVILLE

TYPOGRAPHIE ET LITHOGRAPHIE A. POUILLARD

1868

Tout exemplaire non revêtu de ma signature sera
réputé comme contrefait et puni suivant la rigueur des
lois.

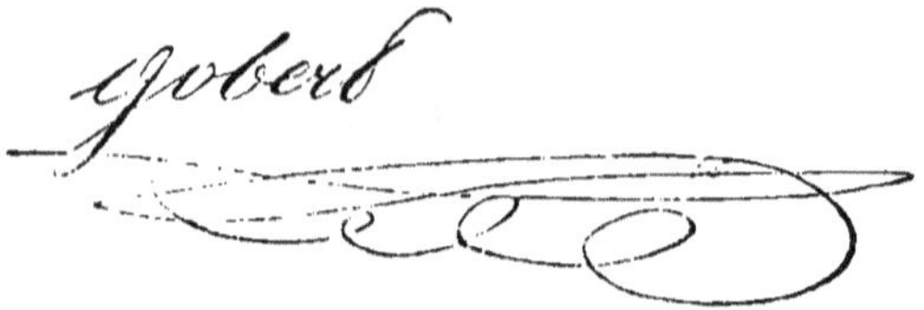

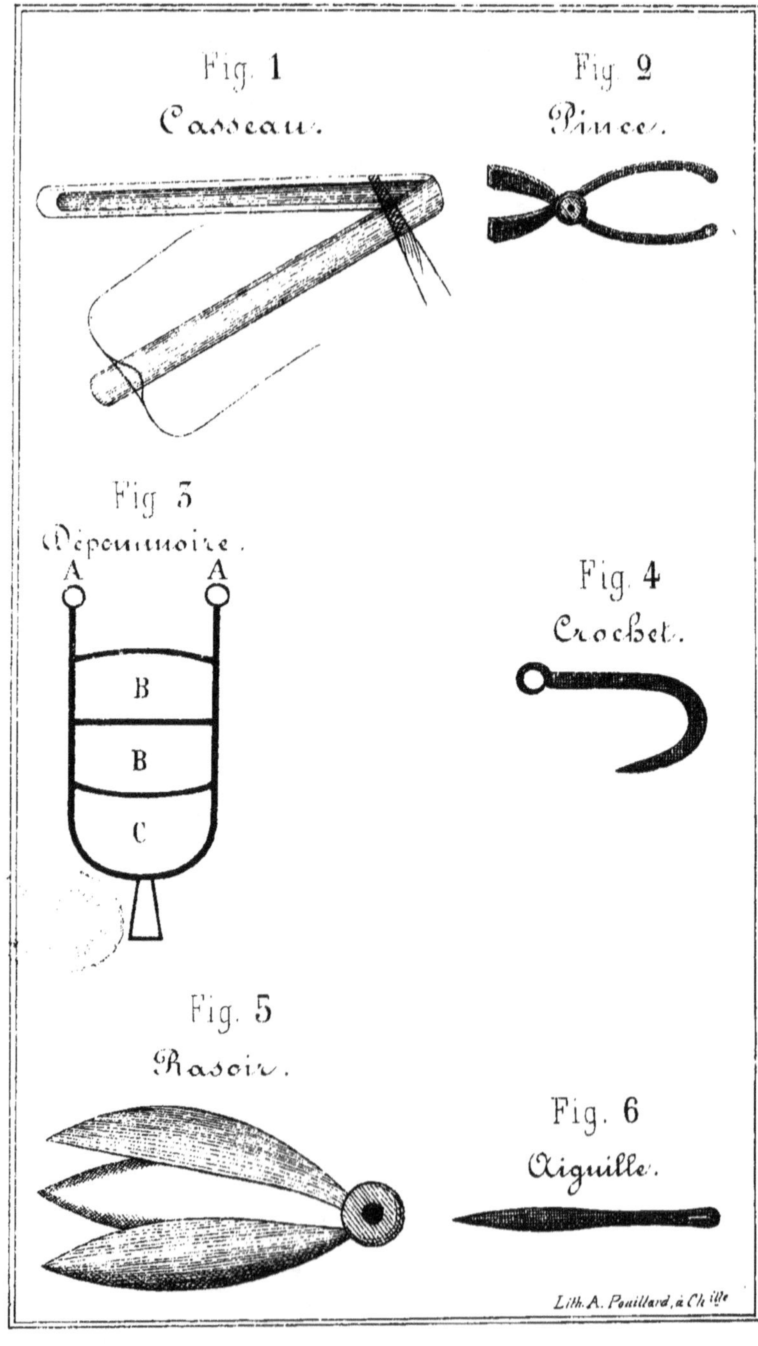

Fig. 1
Casseau.
Fig. 2
Pince.
Fig. 3
Dépouilloire.
A   A
B
B
C
Fig. 4
Crochet.
Fig. 5
Rasoir.
Fig. 6
Aiguille.
Lith. A. Pouillard, à Ch.ille

AVANT-PROPOS

Dans cet ouvrage, je n'ai entrepris de décrire que les médicaments employés avec succès, par moi et mes ancêtres, depuis des siècles.

Cependant j'ai quelquefois été obligé d'avoir recours à des médications plus fortes, mais qu'il faut employer avec beaucoup plus de circonspection; en ce cas, s'il se trouvait des maladies qui résistent aux moyens curatifs indiqués dans mon Manuel, il serait urgent d'avoir recours à un vétérinaire ou à une autre personne de l'art, d'autant plus qu'en faisant ce travail, je n'ai eu d'autre intention que de mettre tous les propriétaires de bestiaux à même de traiter eux-mêmes leur bétail.

Combien voit-on d'animaux succomber parce que leurs propriétaires ne savent pas reconnaître quand ils sont indisposés; cette indisposition s'aggrave et peu à peu finit par devenir dangereuse. Il en est de même dans tout autre cas maladif, comme, par exemple, dans des maladies qui foudroient les animaux, telles que le charbon, les tranchées rouges, les coups de sang, etc.; il en est de même pour les vêlements, les renversements de matrice, la météorisation, les empommements, etc.; tandis qu'au premier abord, il suffirait d'un peu de connaissance de la part des propriétaires intelligents et laborieux pour prévenir tous ces accidents, qui sont souvent la ruine des fermiers, en suivant textuellement les médications indiquées dans cet ouvrage; cela leur procurera plus de sécurité pour la conservation de leur bétail.

Ire PARTIE

DES BŒUFS & DES VACHES

DE L'AGE.

Ces animaux ne marquent point avant deux ans; la première année on les nomme *bouvards* et *génisses*. On connaît leur âge par leurs dents; à deux ans ils ont deux incisives de remplacement; à trois ans quatre incisives de remplacement; à quatre ans six incisives de remplacement; à cinq ans ils ont huit incisives de remplacement; à six ans les coins sont égaux aux autres, ils cessent de marquer. On s'aperçoit aisément de leur vieillesse, en en ce que les dents s'usent et deviennent plus courtes, même à l'unité des gencives; elles se décharnent et branlent; quand on y touche, elles fléchissent sous les doigts. A douze ans, ces animaux ne sont plus bons qu'aux boucheries; après cet âge ils ne sont plus propres à aucun travail, ni même à donner du lait; ils diminuent en viande et sont sujets à la fourbure, à la paralysie et meurent sur la litière, sans pouvoir se relever; tout médicament est impuissant pour ces accidents.

DU CRU OU PAYS.

Il faut éviter de prendre des vaches des pays vignobles, de Santerre, de Vimeux, de la Picardie, des bords de la mer, ni des races que l'on appelle mancelles, bouvardes, gorgues; mais bien de celles de Caux, d'Aval, de la Basse-Normandie, d'Auvergne, etc.; celles de Flandre sont très-friandes.

Il faut observer que les bestiaux font toujours mieux de campagne en vallée que de vallée en campagne.

Mancelles : leur poil est gris et épais à peu de chose près comme celui de l'ours.

Bouvardes : qui ont la tête faite comme un bouvard.

Gorgues : dont le cuir pend sous la gorge et sous le ventre.

DU BATIMENT.

Pour bien choisir une vache, pour le lait, il faut qu'elle ait les qualités suivantes : âge, de quatre à six ans.

Quant au bâtiment, il faut qu'elle ait la tête grosse, l'œil hardi, le cou long et gros, la poitrine large, le bas des jambes gros; le haut des épaules large; la première main grosse, le cuir liant et non serré; les côtes larges et bien relevées; non épointée de hanches, droite de reins et large de l'entablement des dits reins ; les deux cimiers larges, la queue bien plantée, ni trop haute, ni trop basse ; bien fournie de chair aux cuisses.

Quant au lait, on commence par sonder le veau du côté droit ; et à la capacité du flanc droit, faisant flotter avec le poing gauche en poussant le dit flanc pour sentir le veau au tact, et savoir s'il est mobile, c'est-à-dire vivant, car s'il était immobile, il serait mort ; s'il est fort et haut dans le flanc, pour savoir si elle est bien avancée, ce qui se reconnaît quand le veau est haut dans le flanc ; après quoi tirer de la meille des quatre mamelles pour savoir si elle est bien avancée, et si elles donnent toutes les quatre, examiner le lait de la meille, pour voir si elle doit bientôt vêler, ce que l'on reconnaît par la meille qui commence à blanchir et à se rendre liquide, et si elle a les qualités convenables pour faire du beurre, la meille bien jaune, ou en sang, est la meilleure.

Il faut aussi que les mamelles soient placées droites et pas trop près l'une de l'autre ; la mamelle bien carrée devant et derrière, égale et bien proportionnée, la peau jaune et fine et non velue ; les veines grosses et pleines, les fosses grandes pour que l'on puisse y faire entrer le bout du doigt, au bout des dites veines, sous le ventre près du bas de la poitrine. Il faut faire attention si elle rue quand on la tire; la faire marcher pour voir si elle ne boîte pas et voir si elle n'a pas de défaut dans les jointures, ce qui s'appelle : ouïn; en outre si elle a la naissance grosse et basse, car elle serait en danger de pousser le rot ou utérus.

La première main (l'endroit de l'échine le plus près des épaules).

Les cimiers (les deux os qui accompagnent la queue).

La meille (le premier lait ou tire).

DES VACHES D'HERBE OU D'ENGRAIS.

Les vaches à nouillières font toujours mieux et plus promptement que les vaches avortées, car celles-ci sont plus d'un mois à se purger dans l'herbe, avant de bien faire; il faut qu'elles soient vides de veau ou nouvellement servies, et surtout qu'elles ne viennent pas des mauvais pays dont nous avons parlé ci-devant; mais qu'elles aient bien les qualités indiquées dans l'article précédent, quand bien même elles seraient bien maigres, pourvu qu'elles ne soint pas gâtées. Le cuir ni trop liant ni trop sec; car il s'en trouve qui ne font rien dans certains pays. Il en est de même pour celles qui l'ont trop serré; comme on les achète pour engraisser, il vaut mieux qu'elles soient grosses d'ossement, que trop en viande, aussi coûtent-elles moins cher. Il est bon et même il faut qu'elles aient encore du lait dans les mamelles, d'autant plus que n'en ayant point, ou aurait pu essayer de les engraisser. Elles doivent être en meilleur état que les autres; car une vache tarie de lait et qui est maigre est une mauvaise bête. On doit surtout prendre garde qu'elles n'aient aucun des défauts que nous allons indiquer sous le titre des vices rendables ou rédhibitoires.

Connaissance de la graisse.

Il faut que les vaches soient grosses d'ossement et comblées de chair; pour la pesanteur du suif, il faut qu'elles soient grasses de haute et basse viande, de la poitrine et des avant-lait. Il faut, pour la bonne viande, qu'elles soient grosses de palerons et d'arrière-palerons; grasses de revers sur les côtes d'illières et de cimiers; le maniement ci-dessus doit être gros, bien détaché et coulé, c'est-à-dire long et non court et serré, mais bien d'une grosseur ferme et non molle.

Connaissance des qualités d'un taureau qui doit servir pour la monte.

Un taureau pour la monte doit avoir les qualités suivantes : le mufle noir et large, les naseaux bien ouverts; la tête courte, les yeux noirs et vifs, les cornes noires et grosses, le front large et garni de poil entre les deux cornes, les oreilles larges, le cou court et gros, le fanon long, les épaules larges, les reins larges et droits, les hanches larges et bien placées, la queue longue et haute, bien garnie de crin au bas, les cimiers larges, les cuisses bien charnues, les jarrets larges et les membres gros.

C'est ordinairement à l'âge d'un an que l'on choisit ces animaux pour en faire des étalons.

DE LA CASTRATION DES TAUREAUX.

La castration des taureaux se pratique de quatre manières différentes et c'est particulièrement depuis l'âge de six mois à un an (pour ceux qu'on ne doit pas garder comme étalons), âge auquel il y a moins de danger de causer leur mort, quoique j'en ai vu peu mourir quand cette opération est bien pratiquée.

Des différentes manières de castrer.

La première se nomme bistourner.
La seconde poiteviner.
La troisième à la serviette.
Et la quatrième au casseau.
La première consiste à déféser les testicules, c'est-à-dire les détacher du sac par le

moyen des pressions réitérées en les remontant et descendant avec les mains, après quoi on culbute les testicules les uns après les autres, c'est-à-dire on fait remonter le bas des testicules au long du cordon, ensuite avec les deux mains on fait tourner lesdits testicules autour du cordon jusqu'à ce qu'il soit cassé, ayant soin de temps à autre de les redescendre pour le faire casser; on ouvre le sac dans le bas de chaque côté avec un bistouri, et on fait tomber les testicules par les ouvertures qui doivent être assez grandes pour leur donner passage; eusuite on graisse les aines et le fourreau de l'animal avec du saindoux ou de la crême pendant huit jours (deux fois le jour).

La seconde se pratique de la même manière à l'exception qu'on ne casse pas le cordon tout à fait; quand on le sent de la grosseur d'une ficelle, on fait remonter les testicules de chaque côté de l'aine, le plus haut possible, là où elle dessèche, ensuite on attache le sac le plus près du corps possible avec une ficelle pour maintenir les testicules dans l'aine et on les retire quarante-huit ou soixante-douze heures après, et l'on graisse pendant huit jours suivant ce qui est déjà dit.

Pour la troisième on détèse les testicules comme ci-devant; quand ils sont bien détésés

1.

on ouvre le sac comme nous avons dit à l'article bistourner; on fait sortir les testicules l'un après l'autre; on allonge un peu le cordon, et on remonte un peu la peau du sac, après quoi on entoure le testicule d'une serviette; on place le testicule dans la main gauche et avec le pouce et le premier doigt on serre le cordon de manière à ce que le tord ne monte pas trop haut et que le cordon casse au dessous de l'endroit où l'on met le pouce, et l'on entoure le testicule de la main droite en le maintenant de la main gauche pour qu'il ne se détorde pas et l'on graisse comme ci-devant.

Et pour la quatrième, on détèse et on ouvre le sac comme il est expliqué à la serviette. Au lieu de tordre les cordons pour les casser on leur fait une pression solide à l'aide de deux morceaux de bois fendus par la moitié et qui se joignent bien, que l'on prépare de la manière suivante :

On prend de préférence à tous autres bois une branche de seux (sureau) de la longueur de six à sept pouces sur quatre de rondeur que l'on fend par la moitié; on fait une encoche à chaque bout de manière à attacher une ficelle comme nous en donnons le modèle; mais avant tout il faut le préparer de la manière suivante : on retire la moelle du bois de seux et l'on garnit ledit bois ou casseau avec du levain, on le saupoudre fortement de vitriol bleu en poudre, c'est-à-dire de chaque côté dans l'intérieur; quand il est bien saupoudré, on réunit les deux morceaux de bois fendu ayant soin de regarder s'ils s'ajustent bien et on les attache par un bout avec ladite ficelle, et on les saupoudre de nouveau avec le vitriol, après quoi on place les casseaux, un à chaque cordon le plus haut possible, sans cependant trop tirer sur lesdits cordons, en ayant soin de remonter le sac au-dessus du casseau.

Quand le casseau est placé on le serre le plus possible par le moyen d'une paire de tenailles qui a le bec fait de manière à emboîter le bout du casseau pour donner facilité à le serrer; puis on l'attache le plus solidement possible; du reste, nous ajoutons le modèle de ces pinces (fig. 2), à côté de celui du casseau (fig. 1); ensuite on attache les deux casseaux ensemble avec le restant de la ficelle derrière et devant, ou du moins à un pouce de distance; laisser dans cette position l'animal, ayant soin de lui donner une bonne litière blanche et peu à manger; retirer les casseaux de la manière suivante : au bout de soixante-douze heures les dits testicules seront morts; alors, on coupe les testicules à rase des casseaux, on retire les casseaux en coupant les ficelles, on remonte les cordons avec les doigts le plus haut possible, on tire sur le sac pour l'allonger et donner facilité aux cordons à rentrer, et on graisse comme il est déjà expliqué.

Nota. — On doit s'abstenir d'exposer ces animaux au vent; on les laissera donc à l'étable, ayant soin de les tenir chaudement et de ne pas les faire sortir, même pour boire, avant huit jours, au bout desquels on pourra les envoyer à l'abreuvoir et même aux champs le jour, pourvu qu'il ne pleuve pas. Cela encore quinze jours, au bout desquels on pourra les mener dehors comme les autres. Il faut aussi avoir soin en les graissant de passer les doigts dans les ouvertures, s'il y en a, afin qu'elles ne se bouchent pas, cela huit jours seulement; il faut aussi avoir les mains bien saines, et surtout n'avoir pas touché au chanvre qui est très-malsain.

Pour les coupes de ces animaux de six mois à un an, le bistournage est préférable, parce qu'alors il n'y a pas encore de danger; mais au-dessus, le casseau est préférable et moins dangereux (je n'en ai jamais vu périr coupés de cette manière, pourvu que les coupes soient bien pratiquées; il n'en est pas de même des deux autres).

PANSEMENT DES BÊTES A CORNES
ET LA MANIÈRE DE LES PRÉSERVER DES MALADIES, DU TYPHUS MÊME.

Le pansement des bœufs et des vaches consiste à les brosser avec une brosse ou chiendent matin et soir, à laver leurs cuisses et partout où il y aura de la saleté, à ne point laisser séjourner le fumier dessous, à leur mettre chaque jour de la litière fraîche sous eux; à les mener boire aux mares, étangs ou rivières, selon la commodité ou proximité, les faire sortir quatre heures par jour en été, à la fraîche, et deux heures en hiver; quand ils ne trouveraient qu'à demi leur suffisance dehors, ils seraient mieux qu'à manger leur suffisance à l'étable.

Il faut aussi que les étables soient sèches, au niveau du sol et bien aérées; que les crèches et râteliers soient soigneusement nettoyés chaque jour; ne pas leur donner d'herbe mouillée à manger; car l'humidité, le manque d'air, d'exercice, la malpropreté, les coups, les chutes, les sueurs rentrées, l'excès de travail, la mauvaise nourriture, sont les principales causes des maladies (l'eau trop crue et prise avec excès n'y contribue pas moins).

Il est urgent de prévenir les maladies par le moyen que nous allons donner ci-après, savoir:

Il faut chaque année, quand il y a quelque

temps qu'elles mangent du vert, comme par exemple au mois de mai, leur donner une saignée à la jugulaire, de deux à trois litres, selon la force et l'âge, après quoi, au commencement de septembre, époque à laquelle on les remet au sec, il est urgent de faire prendre à chacune le breuvage suivant.

Breuvage.

Vin blanc ou bon poiré...   8 décilitres.
Ail pilé.................   3 têtes.
Noix de muscade.........   1 noix.
Canelle en poudre........   (10 centimes).

Mêler le tout ensemble et donner ce breuvage à une seule bête; observer qu'il faut en donner moins aux génisses.

Observations sur la Saignée.

On ne saigne ordinairement les bœufs et les vaches que de quatre manières; savoir :
La première, à la veine jugulaire (au cou);
La deuxième, sous le ventre, aux veines laitières ;
La troisième, au plat des cuisses;
La quatrième, aux huit petits gallets (ou casillons).
Les autres saignées, des oreilles, de la queue, du palais et de la langue sont inutiles; cependant ceux qui ne savent saigner autrement y ont quelquefois recours.

On ne doit point saigner dans les indigestions d'eau ou de manger, dans les bouchures, dans les flux provenant de râclures de boyaux, dans les flux sanguins ni même dans les flux ordinaires.

Mais il est à propos de saigner dans les fortes et médiocres fièvres, dans les apparences d'abcès, mal de cerf, les tumeurs, épanchement de lait dans la masse du sang, trop de sang ou plénitude ; dans les érysipèles, fourbure, rupture, hémorrhagie par le nez, pissement de sang, mal de tête et maladies pestilentielles ; enfin dans toutes celles dont nous allons parler ci-après.

Opérations des saignées.

La saignée du cou ou jugulaire se pratique de la même manière qu'au cheval, excepté que la flamme est un peu plus forte et que l'on pratique une ligature avec une petite corde, qu'il faut passer autour du cou près des épaules, et on la serre jusqu'à ce que la veine soit bien apparente et dure ; on tâte le cuir de l'animal pour en connaître l'épaisseur et pour mesurer son coup ; on place la flamme longitudinalement sur la veine, la tenant de la main gauche et un bois de dix-huit pouces de long et de trois pouces de circonférence, que l'on tient dans la main droite ; on frappe avec ledit bois un coup sec et proportionné à la force du cuir sur la lame de la flamme. Après quoi quand l'animal a saigné suffisamment, c'est-à-dire selon la force et la nécessité, on place une épingle qui traverse l'ouverture, le plus près du bord possible, on l'attache avec du fil ou du crin que l'on passe autour de l'épingle pour rapprocher l'ouverture de la saignée.

La saignée sous le ventre ou aux veines laitières se fait également avec une flamme, mais plus courte. L'opérateur se place de manière à tourner le derrière du côté de la tête de l'animal; on met la flamme longitudinalement, on frappe dessus avec un bois comme nous l'avons déjà dit, et on épingle de même. Il faut avoir soin de laver la saignée avec de l'eau fraîche aussitôt après l'opération, et réitérer plusieurs fois dans la journée.

La saignée du plat des cuisses consiste à couper transversalement la veine des cuisses, contre le pis, avec une flamme; frapper avec un bois et épingler comme pour les autres saignées. Il faut aussi laver la saignée comme nous venons de le dire.

Et la saignée des huit petits gallets ou casillons n'est autre chose que de les couper avec un couteau ou des forces, à une ligne près de la peau. Au bout à quatre à cinq heures, on y met un peu de suie grasse de cheminée pour empêcher les mouches de s'y porter.

TRAITÉ DES MALADIES

ET REMÈDES CONVENABLES POUR LES GUÉRIR.

RHUMES DE CERVEAU OU CORYZAS.

Le rhume de cerveau ou coryza, se forme dans la tête et se reconnaît en ce que l'animal porte la tête basse ; les paupières s'enflent, les yeux sont bordés de rouge et ils sont larmoyants ; il sort une grande chaleur par les naseaux qui prennent une teinte violacée, et d'où s'écoulent des mucosités sanguinolentes ; les cornes présentent une collection de pus. L'animal chancelle en marchant, il respire avec peine et avec bruit.

REMÈDES.

Il faut saigner deux fois dans les vingt-quatre heures à la jugulaire, et faire prendre le breuvage suivant.

Breuvage.

Eau	2 litres.
Son de froment..........	2 jointées.
Quatre semences froides...	250 grammes.

On fait bouillir le son dans l'eau, et on ajoute les quatre semences froides pilées.

Si c'est en été on fera prendre au lieu des quatre semences froides ce qui suit :

Pourpier pilé.............. 2 poignées.
Feuilles de laitue pilées.... 2 poignées.

Faire également bouillir avec le son et l'eau, passer à travers un linge et administrer tiède. *On réitère trois fois par jour.*

Autre remède.

Saignées à la jugulaire et herbère ou fanon, comme nous allons l'expliquer plus loin, sont les premiers remèdes. On fait des injections avec une décoction tiède de fleur de mauve, dans les naseaux, et l'on met des cataplasmes de farine de graine de lin sur la tête ; en même temps on fait les lavements suivants (on remplace avec avantage les cataplasmes par des applications d'eau salée et légèrement vinaigrée).

Lavements.

Eau...................... 5 litres.
Son de froment............. 2 jointées.
Molaine (feuilles de)........ 1 poignée.
Têtes de pavot............. 2 têtes.

On fait bouillir le tout ensemble, en ayant soin d'écraser les têtes de pavot ; on passe à travers un linge ; on administre en trois fois à six heures d'intervalle ; on réitère tant qu'il sera besoin ; on tient l'animal à la diète et à l'eau blanche pour boisson, ou aux petites boitures composées de quelques feuilles de choux bouillies avec du son ou farine d'orge.

On peut aussi se servir des substances ci-devant, après avoir été légèrement pressurées, pour faire des fumigations sous les naseaux de l'animal, ou on fera les fumigations suivantes :

> Cassonade, bonne qualité.
> Pelle à feu ou grosse tuile.

On fait rougir au feu l'un ou l'autre de ces deux derniers objets; puis on le met sous le nez de l'animal, ayant soin de le saupoudrer de cassonade, afin d'entretenir une fumée douce et continuelle pendant une demi-heure; il faut aussi lui couvrir la tête de manière à ce que la fumée ne s'évapore pas et lui entre dans les naseaux pour l'exciter à moucher.

Les fumigations émollientes se pratiquent de la manière suivante :

On met les substances dans un petit sac de toile étroit du haut de manière à serrer le mufle de l'animal pour que la fumée ne s'évapore pas; on l'attache avec des ficelles autour de la tête. Il faut le laisser ainsi une demi-heure, ayant soin de ne pas faire toucher le mufle de l'animal aux substances, de peur de le faire brûler, et on réitère deux fois par jour.

Quand la chaleur est très-vive à la base des cornes, c'est qu'il y a coryza dans les cornes; ce que l'on reconnaît en ce que le malade tient la tête penchée sur le côté douloureux. Quand la maladie est à cette période, il faut percer la corne avec un vilbrequin, et l'on y adapte une mèche de la grosseur du bout du petit doigt à environ un pouce de la tête; ensuite on secoue la tête en la penchant du côté percé, pour faire sortir le pus, et l'on met un peu d'eau dans les oreilles pour que l'animal secoue lui-même la tête. S'il y a coryza dans les deux cornes, on les percera toutes deux, et si l'on voit que les humeurs ne sortent pas assez abondamment ou qu'elles soient trop abondantes et qu'elles ne puissent s'écouler par les trous, on fera l'amputation de la corne ou des cornes.

Opération.

On prend une écoïne (ou petite scie) qui ait les dents fines; on la fait rougir au feu et on scie la corne à environ un pouce et demi de la tête ; ensuite on panse la corne ou les cornes avec ce qui suit (deux fois par jour) :

.On fait une mèche de charpie de toile de la longueur de quelques centimètres, assez forte pour boucher la corne; on la graisse avec de l'onguent basilicum et on l'introduit dans la corne avec une petite sonde en fer ou en bois. Il est urgent de mettre un fil à un des bouts de la dite mêche et de l'attacher à la corne pour donner aisance à la retirer. On fera ce pansement deux fois par jour; il faut avoir soin de laver la corne chaque fois et même de faire des injections légères dans la corne et de la secouer chaque fois comme nous l'avons expliqué. On panse les cornes percées de la même manière.

HÉMORRHAGIE DU NEZ.

L'hémorrhagie du nez s'arrête au moyen d'une bonne saignée à la veine laitière ou au plat des cuisses, selon la force de l'animal et la quantité de sang qu'il a perdu; ensuite on met l'animal dans l'eau jusqu'au ventre un quart d'heure en hiver et une heure en été.

Autre moyen.

Saigner également, élever la tête le plus haut possible, mettre des compresses d'eau froide sur la tête et faire des injections d'eau froide dans les naseaux, ensuite couler des tampons de linge dans les dits naseaux et mettre des sinapismes aux fesses.

Sinapisme.

Farine de moutarde noire...	250 grammes.
Poivre blanc moulu p^r environ	10 centimes.
Sel de cuisine..............	2 poignées.

Le tout délayé ensemble, dans une suffisante quantité de vinaigre pour donner consistance de cataplasme. On fait l'application sur les deux fesses en ayant soin de mettre les cataplasmes dans des linges et de les attacher de manière à ce qu'ils ne se déplacent pas, par le moyen d'un bandage. Il faut aussi avoir soin de raser le poil à l'endroit où on doit les poser.

CORNES CASSÉES.

S'il arrive, comme fort souvent, que la vache ou le bœuf se cassent une corne et qu'elle ne soit pas tombée, il faut la faire sauter tout à fait à l'endroit où elle est cassée, pour avoir plus de facilité d'arrêter l'hémorrhagie que l'on fait cesser avec une poignée d'orties blanches pilées et une demi-poignée de sel pilé mis ensemble; on enveloppe la partie avec des étoupes et un linge par-dessus pour maintenir l'appareil.

Autre moyen.

Farine de froment........ 1 poignée.
Blancs d'œufs............. 2 à 3 blancs.

Délayer le tout ensemble, l'étendre sur des étoupes et appliquer sur le mal ; l'attacher avec une ficelle ou du cordonnet, laisser cet appareil sept ou neuf jours, après quoi on saupoudre avec de la suie pour empêcher les mouches de s'y porter.

Il arrive souvent aussi que les cornes recourbées vers la tête blessent les animaux. En ce cas il faut les couper avec une écoïne à froid. Il ne faut pas les couper trop près de la tête, et à chaud si c'est le contraire, parce que là on attaque le cornichon, et qu'il pourrait s'en suivre une hémorrhagie.

BŒUFS OU VACHES QUI JETTENT PAR LES NASEAUX.

Quand ces animaux jettent par les naseaux, cela provient d'un engorgement de poumons; s'il y a ulcère, il n'y a point de guérison; s'il n'y en a pas, il y a guérison avec le breuvage qui suit :

Breuvage.

Beurre frais..............	125 grammes.
Eau-de-vie pour..........	10 centimes.
Vinaigre de vin pour.......	10 centimes.
Poivre bl. moulu (pr deux fois)	5 centimes.

Faire frire le beurre dans la poêle et le laisser noircir en plusieurs reprises; quand il est frit, ajouter les autres substances, et faire prendre à jeûn le matin. Le lendemain du jour que l'on aura fait prendre le breuvage, on fera prendre à l'animal ce qu'il aura répandu d'urine le matin, c'est-à-dire ce qu'il en répand dans une fois, et cela quatre ou cinq jours de suite; ensuite au bout de ce temps on lui donnera deux jointées d'avoine, le matin, dans lesquelles on ajoutera ce qui suit :

Foie d'antimoine........	15 grammes.
Fleur de soufre en poudre.	15 grammes.

On fera boire le malade vers une heure après midi, et on lui donnera sa nourriture ordinaire.

Autre moyen.

Saigner à la veine laitière de trois à quatre litres selon la force de l'animal, pour la vache, et pour le bœuf au plat des cuisses.

On donnera pour boisson trois fois jour ce qui suit :

Boisson.

Eau de son..............	4 litres.
Sel de nitre.............	60 grammes.
Miel ou mélasse	125 grammes.

Mettre ces substances dans l'eau de son et administrer le matin, à midi et le soir, jusqu'à guérison ; mais avant tout il faudra faire prendre le breuvage suivant, de trois heures en trois heures, un demi-litre à la fois, ayant soin de remuer chaque fois.

Breuvage.

Kermès minéral	45	grammes.
Gentiane en poudre........	45	id.
Aulne en poudre..........	30	id.
Belladone en poudre.......	15	id.
Miel ou mélasse..........	250	id.
Eau fraîche..............	3 litres.	

Délayer le miel dans une petite quantité d'eau, ensuite délayer les paquets les uns après les autres en ajoutant successivement de l'eau, après quoi mettre toute l'eau et remuer chaque fois que l'on s'en servira ; réitérer deux jours de suite, et s'il n'y a pas de mieux dans les quarante-huit heures, on placera les sinapismes sur les deux côtés de la poitrine, comme nous l'avons déjà enseigné sous le titre de l'**Hémorrhagie du nez (page 21)**. On les fait tenir par le moyen d'un drap qui passe autour du corps et d'un surfait pour faire tout tenir, et l'on donne pour boisson en place de décoction de son de froment comme nous l'avons dit plus haut, ce qui suit :

Boisson.

Racine de houblon pilée	2 poignées.
Lierre terrestre (traînant) pilé	2 poignées.
Sel de nitre	60 grammes.
Miel ou mélasse............	250 grammes.
Eau	4 litres.

Faire bouillir le lierre et la racine de houblon dans l'eau, passer à travers un linge. Faire prendre cette boisson le matin ; en préparer une seconde pour midi et une troisième pour le soir ; et réitérer de cette manière pendant quatre jours ; les animaux prennent ordinairement cette boisson seuls, quand on met une poignée de son dessus pour les exciter à boire.

2

PLEURESIE.

Cette maladie est très-grave ; ses causes principales sont : les coups, les chutes sur la poitrine, les changements d'atmosphère, les sueurs rentrées et l'excès de travail. Elle précède l'inflammation de la membrane muqueuse de l'estomac et des intestins ; l'animal perd l'appétit, il a les yeux rouges, la respiration courte, et les flancs agités.

REMÈDE.

Saigner à la jugulaire, réitérer au besoin, frictionner sur toutes les parties du corps et les membres avec des tuiles bien chaudes, faire des fumigations sous le ventre pour animer la transpiration, et bien couvrir l'animal avec des couvertures pour le tenir chaudement.

Manière de pratiquer les fumigations.

On fait bouillir dans de l'eau en assez grande quantité les substances suivantes, et l'on place le vase dans lequel on les aura fait bouillir sous le ventre de l'animal, ayant soin de faire tomber les couvertures le plus bas possible pour que la fumée ne s'évapore pas. On le laissera dans cette attitude au moins une demi-heure, après quoi on le frottera avec des bouchons de paille sèche, et on lui fera prendre le breuvage suivant de six heures en six heures dans les vingt-quatre heures, c'est-à-dire en quatre potions.

Breuvage.

Fleurs de sureau........... 3 poignées.

On fait bouillir le sureau dans trois litres d'eau, quand il est bouilli on le passe à travers un linge, on le divise en quatre parties et l'on ajoute à chaque portion au moment de la faire prendre bien chaude, en réitérant plusieurs jours de suite :

Eau-de-vie de Cognac, p^r env.   20 centimes.
Miel de Narbonne.......... 125 grammes.

Remuer bien le tout ensemble et administrer le plus chaud possible, mais de manière à ne pas brûler l'animal.

On peut remplacer avec avantage les fumigations avec des herbes fortes ou par de la graine de foin, elles se font de la même manière.

Autre breuvage.

Gomme arabique .... 60 grammes.
Feuilles de mauve........ 2 poignées.
Miel de Narbonne........ 90 grammes.

On fait bouillir la mauve dans un litre d'eau, réduit à huit décilitres, on passe à travers un linge et on ajoute les autres substances, cela quatre fois dans les vingt-quatre heures ; en même temps on donne les avements purgatifs suivants :

Lavement.

Séné, de............... 30 à 60 grammes.
Sulfate de soude, de... 30 à 60 grammes.
Eau bouillante........ 3 litres.

On verse l'eau sur le séné et le sulfate, on laisse infuser quelques heures, on fait deux lavements que l'on fait prendre, le matin un, le soir l'autre ; on réitère le lendemain. Il faut avoir soin de tenir le malade chaudement ; cela n'empêche pas de faire les frictions et fumigations comme il est dit ci-devant, et on lui fait boire de l'eau de son bouillie jusqu'à guérison.

MALADIES DES YEUX.

DE L'ONGLE.

L'ongle est une taie charnue qui part du coin de l'œil et vient couvrir la prunelle ; ce mal cause beaucoup de douleurs, l'animal est larmoyant. Elle s'extirpe de la manière suivante :

On fait ouvrir la paupière par une personne qui la tient fortement, ayant soin d'attacher l'animal solidement, et on le fait tenir au mufle par une autre personne. L'opérateur se place vis-à-vis la tête du malade; après quoi on enfile une aiguille de fil et on perce la taie en dedans pour que la pointe sorte en dehors; on tire jusqu'à ce que le fil soit à moitié, on prend les deux bouts ensemble et on tire légèrement dessus pour donner facilité à couper la taie le plus loin possible avec des ciseaux fins; ensuite on souffle dans l'œil ou les yeux du sucre en poudre, ou on y introduit un peu de beurre salé, une seule fois seulement.

COUPS ET MEURTRISSURES SUR LES YEUX.

Quand les animaux reçoivent des coups sur les yeux, il survient une inflammation des paupières, qui les rend larmoyants et occasionne de grandes douleurs.

REMÈDE.

Il faut laver trois fois par jour avec de l'eau de guimauve et de molaine, s'il n'y a que de l'inflammation; s'il y a plaie on lave avec ce qui suit :

Extrait de saturne . . . . 60 grammes.
Eau de fontaine ou de rivière. 1 litre.

On met l'extrait de saturne dans l'eau, on lave trois ou quatre fois par jour ayant soin d'en faire entrer dans l'œil.

COUPS DE SANG SUR LES YEUX.

Les symptômes de cette maladie sont à peu près les mêmes que ceux ci-dessus, à l'exception que le blanc des yeux est très-rouge ainsi que l'intérieur des paupières. Quelquefois la tête enfle, les yeux se brouillent et il se forme des taies sur les prunelles.

REMÈDE.

Il faut faire une bonne saignée à la veine laitière ou au plat des cuisses, d'environ trois à quatre liires, ensuite on lave les yeux avec ce qui suit :

Feuilles de plantin........	2 poignées.
Mouron rouge...........	1 poignée.
Eau.	1 litre.

On pile les deux substances l'une après l'autre et sans en perdre le jus ; quand elles auront bouilli dans le litre d'eau, on passe à travers un linge et l'on ajoute :

Eau-de-vie de cognac	2 petits verres.

S'il se forme des taies, on souffle dans l'œil de l'animal de l'alun calciné en poudre, par le moyen d'un tuyau de plume dans lequel on met de ladite poudre, et on lave l'œil avec la décoction suivante, s'il y a trop grande chaleur et inflammation aux paupières :

Décoction.

Tête de pavot écrasée .... 1 tête.
Feuilles de laitue............ 6 feuilles.
Bois de safran............... 4 grammes.
Eau bouillante.............. 5 décilitres.

On fait infuser ces trois substances dans l'eau chaude pendant une heure ; on passe à travers un linge et on lave les yeux trois fois par jour.

On peut aussi y mettre le cataplasme suivant :

Cataplasme.

Carotte râpée......... 100 à 150 grammes.
Belle pilée bien menu . 100 à 150 grammes.

On mêle ces deux substances ensemble, on les étend sur des étoupes ou linges, on les applique sur les paupières, et l'on réitère deux fois par jour matin et soir.

DE LA LANGUE.

La langue peut se corroder et se trouver rongée par un ulcère chancreux, qui se forme sous la langue vers la racine, et qui par suite la ferait tomber ; dans le commencement on s'en aperçoit par une touffe de poils jaunâtres, un bouton ou une vessie, quelquefois on voit le chancre lui-même.

REMÈDE.

Il faut gratter la partie avec un instrument peu tranchant ou l'enlever avec des ciseaux, de manière à ce qu'elle saigne, après quoi on la lave avec un des gargarismes suivants pour éviter la gangrène :

Gargarisme.

Vinaigre de vin............	8 décilitres.
Poivre moulu pour environ.	5 centimes.
Sel de cuisine pilé.........	1 cuillerée.
Ail pilé	6 gousses.
Feuilles de rhue pilées.....	demi-poignée.
Camphre en poudre	8 grammes.

On fait infuser le poivre, le sel, les feuilles de rhue quelques heures, et on étuve bien la langue deux fois par jour jusqu'à guérison.

Autre gargarisme.

Vin rouge...............	8 décilitres.
Assa-fœtida.............	60 grammes.
Sel marin..............	60 grammes.

On fait dissoudre ces deux substances dans le vin, et on étuve la langue deux fois le jour jusqu'à guérison.

DU MUFLE.

Les bœufs et les vaches, en traînant le mufle contre terre, rencontrent quelquefois

des insectes qui les piquent ; si l'on s'aperçoit
que le mufle est enflé, il faudra lotionner plusieurs fois dans l'espace de deux heures avec
ce qui suit :

Lotion.

Feuilles de plantin pilées ...	3 poignées.
Sel de cuisine écrasé	2 poignées.
Poivre moulu pour environ .	5 centimes.
Vin blanc ou bon poiré.....	5 décilitres.

On fait infuser ces trois substances dans le
vin ou poiré pendant une heure, et l'on frotte
le mufle comme il est dit ci-dessus.

On remplace avec avantage ce remède par
celui qui suit :

Autre moyen.

Ammoniaque liquide......	60 grammes.
Alcool camphré..........	15 grammes.
Sel de cuisine écrasé.......	60 grammes.
Eau fraîche..............	1 litre.

On fait fondre le sel dans une petite quantité d'eau, quand il est fondu on le remet dans
une bouteille en ajoutant les autres substances,
on lave comme il est dit ci-devant en ayant
soin d'agiter la bouteille chaque fois.

ESQUINANCIE OU MAL DE GORGE.

L'esquinancie est une inflammation sous la
gorge qui provient de celle des amygdales ou

glandes de gosier, occasionnée par un sang trop épais.

REMÈDE.

Il faut faire deux bonnes saignées à la veine laitière dans les vingt-quatre heures, et graisser l'enfle deux fois par jour jusqu'à guérison avec ce qui suit :

        Savon d'Alicante râpé menu.. 100 grammes.
        Eau-de-vie de vin ....   1 décilitre.
        Graisse de porc .... 125 grammes.

On fait bouillir le tout ensemble et on frictionne comme nous l'avons dit, ensuite on fait les lavements purgatifs suivants :

Lavements.

        Séné .... de 30 à 60 grammes.
        Sulfate de soude...... de 30 à 60 grammes.
        Eau .... 1 litre 6 décilitres.

On fait bouillir l'eau ; quand elle est bouillie on la verse sur les substances, on laisse infuser deux heures ; administrer en une seule fois ; réitérer le soir et jours suivants s'il est besoin.

Il faut avoir soin de tenir la gorge chaudement à l'aide d'une peau de mouton que l'on placera du côté lainé sous la gorge ; si la maladie ne se termine pas par ce traitement, il est probable qu'elle devient gangréneuse, alors il faut employer les remèdes suivants, que l'on réitérera trois jours de suite s'il est besoin ;

Breuvage.

Quinquina en poudre........	8 grammes.
Miel ou mélasse.............	60 grammes.
Camphre en poudre	8 grammes.
Ail haché	16 gousses.
Vin rouge..................	5 décilitres.

On délaye le tout dans un litre et demi de décoction de genièvre; cette décoction doit être donnée froide et à jeûn; on donne à l'animal à manger des pommes crues et aigres ainsi que de l'oseille; on touchera plusieurs fois les ulcères de la bouche avec ce qui suit :

Miel	60 grammes.
Esprit de sel..............	40 gouttes.

Mêler ensemble ces deux substances et toucher les ulcères avec précaution; en même temps on graissera le dessous de la gorge avec l'onguent suivant :

Onguent.

Graisse de porc	125 grammes.
Feuilles de laurier pilées menu	1/2 poignée.
Feuilles et tiges de ciguë pilées	1/2 poignée.

On fait fondre la graisse; quand elle est fondue on ajoute le laurier et la ciguë, on laisse bouillir cinq minutes, on passe à travers un linge et on graisse deux fois le jour; en même temps on administre le lavement suivant pendant trois jours de suite, le matin, à jeûn :

Lavement.

Aloès en poudre........	30 grammes.
Calomel en poudre......	8 grammes.
Séné...................	45 grammes.
Eau bouillante.........	1 litre 5 décilitres.

On verse l'eau quand elle est bien chaude sur les substances, on laisse infuser une heure, on passe à travers un linge et on administre tiède, en observant de ne pas donner de lavement les jours qu'on fera prendre le breuvage ci-devant.

TAUPE OU TUMEUR.

La taupe vient ordinairement sur le cou, depuis les cornes jusqu'aux épaules; elle est occasionnée souvent par des meurtrissures ou par un sang trop épais qui, en séjournant, forme un dépôt.

REMÈDE.

Il faut attendre que la taupe ou enfle soit bien formée; après quoi, ouvrir la peau en quatre parties, pour bien découvrir la grosseur, ensuite la couper en entier avec un bis-

touri, si le sang n'empêche pas de travailler,
On prendra garde aux nerfs et aux gros vaisseaux sanguins dont il est quelquefois difficile
d'arrêter l'hémorrhagie par la grande abondance de sang qu'ils jettent. S'il arrive que le
sang gagne, on quitte pour ce jour-là, et l'on
mettra des orties pilées dans la plaie, avec du
sel pour arrêter le sang et pour donner aisance
de recommencer le lendemain à enlever le
restant jusqu'à la bonne chair, ensuite on
renouvelle le pansement avec les orties et le
sel; si c'est en hiver, on se sert d'amadou en
place d'orties, on le met sur les vaisseaux que
l'on voit saigner, après quoi on se sert de la
composition suivante :

Composition.

Térébenthine de Venise.....	125 grammes.
Jaunes d'œufs.............	2 jaunes.

On broye ces deux substances bien exactement, on en met sur la charpie de corde goudronnée ; quand les chairs poussent trop vite,
on ajoute du vert-de-gris dans la térébenthine;
si c'est en été on lotionnera avec l'eau suivante :

Lotion.

Synoglose ou langue de chien ..	2 poignées.
Eau de fontaine...............	3 litres.

On broye la synoglose avec les mains jusqu'à ce qu'elle soit diminuée de moitié, on met aussi le marc de cette plante sur la plaie, ensuite on attache un bout de ficelle à chaque morceau de peau, puis on les noue ensemble pour tenir l'appareil en place. Il arrive souvent qu'il pousse des boutons de chair gourmande ; il faut les saupoudrer d'alun calciné. On porte cette poudre avec un plumasseau pour ne pas la faire tomber dans la plaie ; ensuite la plaie se referme, les peaux tombent ou il faut les couper, après quoi on saupoudre la plaie avec la poudre à dessécher suivante :

Poudre à dessécher.

Blanc de céruse.............	15gra mmes.
Vert de gris	15 —
Blanc de plomb.............	15 —
Poivre	15 —
Mine de plomb.............	15 —
Litharge d'or	8 —

Le tout en poudre fine.

Saupoudrer les plaies que l'on veut faire dessécher ; il faut les mouiller avec de l'urine, pour faire tenir la poudre.

Eau forte pour les plaies.

Eau de fontaine.............	2 litres.
Couperose blanche	30 grammes.
Blancs d'œufs durcis au feu...	4 blancs.
Poudre de rhue	2 grammes.

On peut laver aussi les plaies avec de l'eau chlorurée.

> Chlorure de chaux liquide...   250 grammes.
> Eau de fontaine ou rivière...   1 litre.

On augmente la dose de chlorure, ou on la diminue selon la gravité des plaies; on lotionne deux ou trois fois par jour.

TÉTANOS OU MAL DE CERF.

Ce mal est pestilentiel et se communique aisément, de sorte qu'il faut panser toutes les bêtes à corne du lieu où quelques-unes ont été prises de ce mal, avant même qu'elles s'en ressentent, et panser aussi celles qui en sont prises dans les vingt-quatre heures, autrement elles périraient de la manière suivante :

Elles ont le cou raide, médiocrement enflé, ainsi que la tête et les membres, et les mâchoires serrées.

Cette maladie provient d'une eau rousse qui court entre cuir et chair, tant au cou qu'à la tête, qui rend les bêtes furieuses et comme enragées; cette eau rousse corrode et se corrompt presqu'aussi promptement que la gangrène.

On prétend qu'elle est occasionnée par la fiente d'oies sauvages qui se trouve dans les pâturages et qui est mangée avec l'herbe par les bestiaux, qui s'en trouvent infectés, et dont la corruption gagne bientôt les autres, et ce qui y contribue beaucoup encore, ce sont les sueurs rentrées, les habitations froides et malsaines et les coups violents.

REMÈDE PRÉSERVATIF.

Il faut faire une saignée à chacune des bêtes à corne à la veine jugulaire, de deux à trois litres de sang, selon la force et l'âge de l'animal, à l'exception qu'il faut en tirer moins aux génisses.

Le lendemain matin, on met au feu dans un chaudron ou marmite, par tête de bétail; un demi-litre de vin blanc ou bon poiré, deux têtes d'ail pilées, une noix de muscade pilée, pour six centimes de canelle en poudre, et quatre grammes d'extrait de genièvre; le tout incorporé dans le vin ou poiré qu'on laisse une heure sur le feu sans bouillir; après quoi on donne à chacun un breuvage d'un demi-litre; il faut en donner moins aux génisses.

REMÈDE POUR LES MALADES.

Saigner à la jugulaire; réitérer, et faire prendre le breuvage suivant :

Breuvage.

Racines de valériane	30 grammes.	
Têtes de pavot blanc.........	30	—
Camphre en poudre	8	—
Huile empyreumatique.......	12	—
Sel de nitre................	15	—
Ether sulfurique	30	—

On fait bouillir les têtes de pavot dans un litre et demi d'eau, réduit à un litre, on ajoute la valériane et on laisse infuser une demi-heure; pendant ce temps on battra deux jaunes d'œufs dans lesquels on mettra le camphre et l'huile empyreumatique; ensuite passer le pavot et la valériane à travers un linge, ajouter le sel de nitre, l'éther et les jaunes d'œufs battus, mêler le tout exactement, administrer dans une fois; réitérer le lendemain s'il y a besoin; en même temps donner le lavement suivant :

Lavement.

Feuilles de mauve..........	3 poignées.
Têtes de pavot écrasées	6 têtes.
Baume tranquille	125 grammes.
Eau	3 litres.

On fait bouillir la mauve et le pavot dans l'eau,. on passe à travers un linge, et au moment d'administrer, on ajoute la moitié du baume tranquille dans la moitié de la décoction; administrer l'autre moitié trois heures après; réitérer ces lavements le lendemain et jours suivants s'il est besoin.

BŒUFS OU VACHES EMPOMMÉS.

Les bêtes prises de ce mal enflent comme dans la météorisation, et sont prêtes à étouffer parce qu'elles ont peine à respirer.

OPÉRATION.

On peut avec la main sentir la dite pomme ou poire, à travers le gosier; le meilleur moyen est de la faire remonter en faisant une pression avec les deux mains au-dessous de la dite pomme ou poire, de chaque côté de l'herbière; on la suivra toujours en poussant du côté de la tête, quand elle arrive au bout du gosier, on la maintient toujours avec les mains pour qu'elle ne descende pas. On place dans la gueule une dépommoire dont nous donnons le modèle (fig. 3); on l'attache de chaque côté aux cornes et on la fait tenir solidement en poussant sur l'animal par la poignée; après quoi on fait passer le bras d'un enfant ou d'une femme dans la gueule de l'animal pour saisir la pomme ou poire. Si elle est descendue entre les épaules, et qu'elle ne puisse passer, on s'y prendra de la manière suivante :

On prend de l'osier de la grosseur du petit

doigt au moins qu'on garnit par le gros bout avec des étoupes et un linge par dessus, de la grosseur d'une bonne poire et fait de même, en ayant soin de l'attacher solidement pour qu'il ne reste pas dans le corps, ensuite on passe le goupillon dans l'herbière et on l'enfonce assez profondément pour qu'il passe de l'autre côté des épaules. Afin de faire rentrer la dite pomme ou poire, il faut avoir soin de tremper le goupillon ou tampon dans l'huile avant de l'introduire; et si on ne réussit pas la première fois, c'est qu'il n'y aura qu'un morceau de pomme ou de poire entre les épaules; il se pourrait que le goupillon ne pourrait le pousser faute de grosseur, en ce cas, il faudrait le grossir, et quand on croit avoir senti qu'elle est rentrée, pour s'en assurer, on fait prendre trois décilitres d'huile ou de lait doux à l'animal.

Nota. — Beaucoup de praticiens se servent de pelle à feu ou de manche de fléau en place de ce goupillon; cela est très-dangereux et tue quelquefois l'animal, parce que ce n'est pas flexible et peut rompre quelque chose dans son corps.

Explication de la dépommoire (fig. 5).

A A, trous où l'on passe les ficelles pour attacher aux cornes.

B B, pour ouvrir la mâchoire et passer le goupillon.

C, où doit passer la mâchoire inférieure au cas où l'on se sert de la deuxière case (2e B).

D, poignée.

Nota. — Il faut que la dépommoire soit toute en fer et la poignée garnie de bois.

Si l'animal est trop à court de respiration et que l'on craigne qu'il étouffe dans l'opération, on lui pratiquera une ventouse de la manière suivante :

Ventouse.

L'opérateur se place de manière à tourner le derrière du côté de la tête du malade, à dix centimètres de la hanche gauche et des fausses côtes ; on plonge hardiment un instrument tranchant dans le flanc et assez profondément pour qu'il perce la barque ou panse, afin que les vents sortent et donnent respiration à l'animal, ensuite on arrange une plume d'oie coupée par les deux bouts pour mettre dans le trou de la manière suivante :

On prend un morceau de cuir de douze centimètres de long sur six de large, on fait un petit trou dans le milieu de manière à ce que le tuyau de plume y entre avec force à un ou deux centimètres près du gros bout ; on place à chaque bout du cuir une corde d'une longueur convenable pour faire le tour du corps de l'animal, on place le tuyau de plume dans le trou par le bout le plus long, et on attache le cuir un peu serré par le moyen des deux cordes.

Si la plume vient à se boucher, on passe la barbe de la dite plume dedans pour la déboucher, ensuite on met sur la plaie quand l'opération est faite une emplâtre de poix de Bourgogne qu'on laisse jusqu'à ce qu'elle tombe.

Il arrive aussi souvent que ces animaux en mangeant leur boiture, ne prennent pas le temps de mâcher les substances qne l'on met dedans, telles que navets, pommes de terre, carottes, etc., ce qui produit le même désordre; il faut suivre la médication ci-devant.

DES DARTRES.

Il y a deux sortes de dartres : les dartres vives et les dartres farineuses ou écroûtées; le même remède les guérit toutes les deux. Quand il y en a beaucoup, il faut faire une bonne saignée à la jugulaire, et graisser avec l'onguent suivant :

Onguent.

Huile de cade............... 60 grammes.
Suie grasse de cheminée passée. 3 cuillerées.
Poivre fin en poudre, pour ... 10 centimes.

Mêler le tout bien exactement et frotter matin et soir, trois jours de suite ; on peut aussi mettre pour des dartres simples de la bouse de vache chaude, à la sortie du corps de l'animal, trois fois par jour, et les laver avec de la vieille saumure de lard ; cela suffit pour les amortir.

GALE ET FARCIN.

Il faut saigner avant de faire les frictions avec les compositions suivantes, et l'on fera prendre de la tisane chaque jour, matin et soir, avec de la racine de patience et d'armoise.

Graisse pour gale et farcin.

Vert de gris................	15	grammes.
Mine de plomb.............	60	—
Blanc de céruse	60	—
Vif-argent, de	15 à 30	—
Graisse de porc frais........	500	—

Incorporez le vif argent dans la graisse jusqu'à ce qu'il soit imperceptible, ajoutez les autres substances, broyez jusqu'à ce que tout soit bien mêlé, frictionnez au soleil ou au feu, en vous servant d'un gant de peau.

Autre moyen.

Onguent mercuriel double ...	200	grammes.
Savon vert	60	—
Soufre	60	—
Essence de térébenthine......	60	—

Mêler bien exactement le tout dans le savon, et graisser comme il est dit ci-devant.

Nota. — Il faut laver l'animal avant de le graisser pour enlever les croûtes, et mettre à vif, partout où l'on doit frictionner, avec de la lessive de sarments ou de genêts, que l'on fait brûler pour en avoir la cendre; frotter avec une brosse en chiendent et après graisser comme il est dit.

Il faut éviter de mettre à la pluie pendant huit jours et de graisser sur les mamelles.

Pour tuer les poux.

Vinaigre de vin.............	2 litres.
Staphisaigre moulu.........	60 grammes.
Poivre moulu..............	15 —

Le tout infusé pendant 24 heures, et on frotte l'animal.

Nota. — Il y en a qui se servent de tabac; cela fait du mal aux bestiaux et leur brûle le cuir.

ÉRYSIPÈLE.

L'érysipèle est une humeur qui court entre cuir et chair, soulevant un tant soit peu la peau; l'animal ne mange que peu, et en promenant les doigts debout sur son dos, la peau craque comme si elle était soufflée.

Saigner à la jugulaire une fois, et deux heures après donner le breuvage suivant :

Breuvage.

Urine d'homme..............	8 décilitres.
Poudre à fusil, fine environ....	1 coup.
Ail pilé.....................	2 têtes.

On délaie la poudre dans une cuillère avec le pouce, on la met dans l'urine ainsi que l'ail et l'on fait prendre.

Autre breuvage.

Oseille....................	2 poignées.
Miel de Narbonne..........	125 grammes.
Eau	1 litre.

On fait bouillir l'oseille dans l'eau, on ajoute le miel; l'on fait prendre; ensuite il faut lotionner l'enflure ou tumeur avec la lotion suivante :

Lotion.

Racine de guimauve.........	200 grammes.
Têtes de pavot..............	4 têtes.
Eau	3 litres.

On fait bouillir la guimauve et le pavot dans l'eau et on s'en sert tiède trois fois par jour.

PIENNE OU PEAU COLLÉE SUR LES COTES.

La pienne provient d'un sang trop sec et trop chaud qui dessèche la peau, la resserre de façon qu'on a peine à la détacher avec les doigts, et qu'en la tirant elle craque comme du bois sec ; l'animal est toujours maigre quand il est attaqué de ce mal.

REMÈDE.

Saigner à la jugulaire ; le lendemain lui tenir pendant douze heures un charrier avec quoi on fait la lessive, l'imbiber d'eau chaude dans laquelle on aura mis de la cendre bouillir, que l'on versera sur le charrier étant sur le corps du malade, après quoi on décollera, avec les mains, la peau qui est attachée sur les côtes ; donner bonne nourriture telle que de l'avoine ou des boitures faites avec de la tourte de chenevis, ensuite lui faire prendre le breuvage suivant deux fois en douze heures.

Breuvage.

Vin blanc ou bon poiré......	8 décilitres.
Cumen....................	45 grammes.
Maniguette en poudre........	45 —

Délayer le tout dans le vin ou poiré ; et faire prendre comme il est dit ; ensuite il faut herber l'animal comme nous allons l'expliquer ci-après.

3

Manière d'herber et avec quoi.

On pince à peu près sept centimètres de largeur de peau sur la poitrine, on la perce d'une part à l'autre avec une grosse alène ; ensuite on prend une racine d'ellébore noire, appelée vulgairement pas-de-corbeau, de la grosseur d'un gros fil de fer, de laquelle on aura extirpé avec un couteau les deux petites pellicules noires ; on la place dedans de façon que les deux bouts sortent par les deux trous qu'on a faits, puis on tire la peau par les deux côtés pour que la racine porte sur la poitrine, on laisse ainsi ; et cela amassera en cette partie le trop d'humeur que pourrait contenir l'animal, humeur qui, par la suite, disparaîtra d'elle-même ; laver deux fois par jour le bord des plaies avec de l'eau de vaisselle.

Nota. — Il y a beaucoup de praticiens qui mettent des sétons, cela est inutile, d'autant plus qu'ils ne prennent que très-difficilement ; il est donc plus sage d'avoir recours au moyen le plus sûr et le plus prompt.

MÉTÉORISATION OU BŒUFS ET VACHES ENFLÉS.

L'animal ne mange point, il enfle promptement et fortement ; il teugue ; quelquefois des glaires sanguinolentes lui sortent par le fondement et il urine souvent, c'est signe qu'il faut bien vite porter remède. Cette maladie rapide provient des vents accumulés dans le corps et qui ne peuvent s'évacuer au premier abord; il suffit quelquefois de faire prendre le breuvage suivant :

Breuvage.

Suie grasse de cheminée passée.	3 cuillerées.
Ail haché	1 tête.
Beurre frais	125 grammes.

On fait fondre le beurre dans une poêle, à plusieurs reprises, jusqu'à ce qu'il soit bien noir; on met l'ail frire dedans, quand il est frit on le met dans 5 décilitres de lait doux, à la sortie du pis de la vache; on ajoute la suie, on mêle le tout bien ensemble et on le fait prendre, ayant soin de temps à autre d'agiter le vase; on réitère le breuvage deux fois dans une heure; si le malade ne désenfle pas avec ce breuvage, il faudra faire prendre ce qui suit :

Breuvage.

Alcali de fluor, de.......	10 à 15 grammes.
Eau fraîche................	8 décilitres.

On met l'alcali dans l'eau et on fait prendre d'heure en heure jusqu'à ce que le gonflement soit disparu; tenir à l'eau blanche ou à la diète selon la gravité du mal; si l'inflammation est trop grave et que l'on craigne que l'animal étouffe, on lui fera une ventouse comme il est dit à l'article des bœufs ou vaches empommés (page 42). Cela n'empêche pas de faire usage de l'alcali, comme il est dit ci-devant, et de ramener à la nourriture ordinaire graduellement; si l'on voit que l'animal enfle encore, on laisse la plume quelques jours.

EAU ROUSSE ENTRE CUIR ET CHAIR.

Cet épanchement de sang et d'eau provient souvent d'une forte maladie où il y a eu beaucoup de fièvre, qui, par la grande chaleur dans les vaisseaux sanguins, fait venir cette eau rousse et dessèche le sang. Quand la peau est soulevée par cette eau, en promenant les doigts sur le corps de l'animal, il est facile de s'apercevoir que la peau nage et ne touche pas la chair.

REMÈDE.

Il faut ouvrir le cuir au plat des cuisses, en dehors, à environ vingt à vingt-cinq centimètres de la hanche, quatre à cinq centimètres de long, la pointe de l'ouverture en bas; en faire autant au bas des palerons, si l'on voit qu'il y en ait au devant; après quoi promener les mains sur la quarre pour amener par les ouvertures l'eau qui est passée entre cuir et

chair. Ensuite on fait autant d'emplâtres qu'il
y aura d'ouvertures, avec ce qui suit :

Emplâtre.

Poix noire, de........... 30 à 60 grammes.
Poix de Bourgogne, de... 30 à 60 —

On fait fondre les poix ensemble, on les
étend sur de la toile neuve, plus grande que
les dites ouvertures, et on applique chaud; s'il
y en qui tombent avant quatre jours il faudra
les remplacer.

MALADIES

DU VENTRE ET DES INTESTINS

FLUX BILIEUX.

Cette maladie est facile à connaître par la
fiente qui est comme de la bile et qui cependant n'est que de la râclure de boyaux.

REMÈDE.

On fera boire à l'animal, pendant quatre
jours, le lait de deux vaches, sans couler, et on
lui donnera, pendant ces quatre jours, deux
breuvages par jour composés de ce qui suit :

Breuvage.

Gomme arabique...........	60 grammes.
Eau.........................	4 litres.
Riz........................	250 grammes.
Miel de bonne qualité.......	125 —

On fait bouillir le riz dans l'eau jusqu'à ce qu'il soit bien crevé, on passe à travers un linge, ensuite on met la gomme fondre dans l'eau de riz. On fait prendre tiède matin et soir, après quoi on fait les lavements suivants, également deux par jour, matin et soir :

Lavement.

Amidon..................	30 grammes.
Eau bouillante..........	1 litre et demi.

On délaye l'amidon dans l'eau bouillante, ayant soin de remuer jusqu'à ce qu'elle soit tiède comme le sang et on administre. (Ce lavement est pour une fois.)

FLUX SANGUIN.

Le flux sanguin est ordinairement accompagné de beaucoup de fièvre; la fiente est noire et liquide, l'animal est fort altéré et ne mange pas.

REMÈDE.

Il faut donner pendant quatre jours le lait de deux vaches, comme nous l'avons expliqué au flux bilieux; de plus, il faut donner de la tisane suivante :

Tisane.

Benoîte ou cariophilata, feuilles
   et racines. . . . . 6 poignées.
Eau. . . . . 16 litres.

On fait bouillir la benoîte dans l'eau pendant trois ou quatre heures, on passe à travers un linge, on en donne deux litres à la fois, de deux heures en deux heures, jusqu'à guérison. Les animaux prennent cette tisane d'eux-mêmes, en leur donnant une poignée de son pour les exciter à la boire.

Si dans quatre jours le flux n'est pas arrêté on fera le breuvage suivant :

Breuvage.

Têtes de pavot blanc écrasées..   6 têtes.
Gomme arabique. . . . .   30 grammes.
Huile d'olive. . . . .   60 grammes.
Jaunes d'œuf. . . . .   2 jaunes.
Miel . . . . 125 grammes.
Eau bouillante. . . . .   1 litre.

On verse l'eau bouillante sur les têtes de pavot, on laisse infuser une demi-heure; on passe à travers un linge et on met la gomme fondre dedans; ensuite on bat l'huile, le miel et les jaunes d'œuf ensemble et on les met dans la décoction; remuer jusqu'à ce que ce soit tiède comme le sang, et administrer dans une seule fois; réitérer le soir pendant trois ou quatre jours, ensuite on fait les lavements comme nous l'avons expliqué au flux bilieux.

FLUX ORDINAIRE.

Le flux ordinaire est un relâchement qui provient souvent du changement d'herbe ou d'eau bue en trop grande quantité dans les chaleurs. Il précède d'un jour ou de deux le pissement de sang. Quand on s'aperçoit du flux, il faut s'assurer si l'animal ne pisse pas le sang; en ce cas il faudra donner le breuvage suivant :

Breuvage.

Pousses de seux ou de sureau d'un an, la seconde écorce; gratter deux fois plein les deux mains, qu'on met tremper dans 8 décilitres de cidre ou poiré pendant quatre heures; on pressure ladite écorce avec les deux mains à plusieurs reprises, on la jette; ensuite il faut avoir pour cinq centimes de vitriol de Chypre, qu'on fera fondre dans deux verres d'eau devant le feu sans bouillir, et quand il sera fondu on le mettra dans le cidre ou poiré; ajouter deux cuillerées de suie de cheminée passée et administrer en une seule fois.

Il faut aussi prendre garde s'il ne reste pas d'eau dans le corps, en ce cas il faudra donner le breuvage suivant :

Breuvage.

Thériaque.................. 30 grammes.
Oignons pilés.............. 2 oignons.

Délayer la thériaque dans deux litres de bon poiré ; ajouter un petit levain, les deux oignons et administrer. L'animal avec ce breuvage rejettera toutes les eaux si elles n'ont pas trop séjourné ; dans le cas où il y aurait cet inconvénient, il y aurait corruption totale des intestins ; alors sondant le corps avec le poing, comme nous allons expliquer la manière de le faire en parlant des mauvaises eaux, on entend un tintement ; puis, fouillant l'animal par le fondement, il vient du sang dans les excréments ; cela est signe de mort. Il grince des dents, se couche toujours sur le ventre, enfle neuf à dix heures avant de mourir, et meurt le ventre à terre comme la grenouille, les quatre jambes dans la même attitude.

S'il n'y a aucun de ces deux maux le flux n'est rien : ou l'animal est sujet par lui-même au flux, ou il est gâté, auquel cas il n'y a pas de remède.

INDIGESTIONS DE MANGER.

Il arrive souvent que l'animal mangeant trop de grains ou fourrages, ceux-ci restent dans la barque, ce qui s'appelle embarqué ; le manger ne se digérant que difficilement, l'animal mange peu et sans appétit ; il a cependant le corps plein. Cela arrive plus souvent à ceux que l'on engraisse avec du grain ; il faut se garder de saigner dans cette maladie, car, en détruisant la chaleur, on rend le mal incurable.

Breuvage.

Noix de muscade pilée	1 noix.
Canelle en poudre pour environ	10 centimes.
Savon noir.	200 gr.
Huile d'olive	3 décilitres.
Son de froment.	1 jointée.
Eau.	2 litres.

Faire bouillir le son de froment dans l'eau, passer à travers un linge, ajouter les substances ci-devant : agiter jusqu'à ce que ce soit tiède et administrer en une fois. On réitère le lendemain s'il en est besoin.

Il faut que l'animal fasse diète de manger et non de boire ; en même temps on donnera trois lavements par jour jusqu'à guérison. Ces lavements seront composés de ce qui suit :

Lavement.

Aloès en poudre	30 grammes.
Sel marin	45 grammes.
Feuilles d'absinthe	1 poignée.
Eau.	1 litre 1/2.

Faire bouillir l'absinthe dans l'eau quelques minutes, passer à travers un linge, ajouter les antres substances et administrer.

Il faut en donner un le matin, un à midi et un autre le soir.

On remplace avec avantage le breuvage ci-devant par ce qui suit :

Autre breuvage.

Elixir calmant de . . .   125 à 200 grammes.
Vin blanc. . . . .   5 décilitres.

On met l'élixir dans le vin et on administre en une seule fois, en réitérant le soir, s'il est besoin.

On donnera pour toute nourriture des boitures faites avec un peu de son de froment et quelques feuilles de choux bouillies, cela trois fois par jour.

Nota. — Dans les indigestions d'herbe il suffit de faire prendre trois fois dans la journée, à deux heures d'intervalle, ce qui suit :

Alcali de fluor . . . . 15 grammes.
Eau fraîche. . . . . 8 décilitres.

Mettre l'alcali dans l'eau et administrer comme il vient d'être dit. On aura soin de prendre des mesures pour ramener l'animal à sa nourriture ordinaire; on ne lui donnera donc que très-peu à manger à la fois et souvent.

MAUVAISE EAU OU INDIGESTION D'EAU.

La mauvaise eau provient de la crudité des eaux qui, étant prises en trop grande quantité, par leur froideur et à force de séjourner, putréfient et corrompent la panse, la vessie et les intestins, ce qui cause la mort. On s'en aperçoit à ce que la vache ne donne pas de lait et ne mange que peu ou point; en faisant flotter le flanc droit avec le poing gauche, la main droite appuyée sur l'échine du dos et prêtant l'oreille, on entend clapoter la mauvaise eau.

REMÈDE.

Ail pilé . . . . , . . . 6 têtes.
Absinthe pilée. . . . . 2 poignées.
Urine d'homme. . . . . 8 décilitres.

Mêler le tout ensemble, laisser infuser une heure, administrer dans une fois. Au bout de douze heures, s'il en reste encore, on fera prendre le breuvage que nous avons cité sous le titre du *Flux ordinaire,* où il entre de la thériaque.

Autre breuvage.

Sel de nitre. . . . . 125 grammes.
Emétique de . . . . 10 à 20 grammes.
Miel. . . . . 250 grammes.
Son de froment. . . . . . 2 poignées.
Eau . . . . 3 litres.

Faire bouillir le son de froment dans l'eau, passer à travers un linge, y faire fondre le miel, ajouter le nitre et l'émétique, administrer en deux fois à trois heures d'intervalle, réitérer le lendemain s'il est besoin, et tenir l'animal à la diète.

BOUCHURE DANS LE CORPS OU DANS LA MULETTE.

Les signes de cette maladie sont quand l'animal est morne, triste, ne mange presque pas et fiente peu. Il faut donner le breuvage suivant :

Breuvage.

Blancs d'œufs	24 blancs.
Huile d'olive.	5 décilitres.
Gros plombs à tirer	2 coups.

Battre les blancs d'œufs dans l'huile, ajouter le plomb, administrer dans une fois. Et si dans les vingt-quatre heures l'animal n'est pas guéri, on ajoutera à ce breuvage ce qui suit :

Savon de Marseille coupé menu.	60 gr.
Eau chaude	2 décilitr.

Délayer le savon dans l'eau, le mettre dans le breuvage ci-devant ; mêler bien exactement et administrer tiède.

Nota. — Dans les indigestions de manger et maladie de bouchure, il faut fouiller l'animal avec la main pour tirer la fiente qui est quel-

quefois racornie dans l'intestin et empêche
l'évacuation, cela chaque fois que l'on donne
des lavements, deux ou trois fois par jour dans
les indigestions, et en donnant le breuvage,
pour les bouchures.

Manière de fouiller.

Elle consiste à se graisser le bras et la main
avec de l'huile, de la crème de lait ou avec
tout autre corps gras, après quoi on introduit
la main dans le fondement en allongeant les
doigts les bouts réunis ensemble, ensuite le
bras jusqu'à ce que l'on trouve de la fiente, on
la prend dans la main, on la tire hors du corps
et on continue jusqu'à ce que l'on n'en trouve
plus.

Nota. — Il n'y a aucun danger pourvu que
l'on ne fasse pas cette opération brutalement.

COLIQUES.

Les signes sont : quand l'animal se tord,
piétine çà et là, se couche, se relève ; et quand
en se relevant il tremble, c'est que le mal est
occasionné par le froid. Il faut faire prendre
ce qui suit :

Breuvage.

Noix de muscade .... 1 noix.
Vin blanc ou poiré .... 1 litre.

Pilez bien menu la noix, mettez dans le vin ou poiré que vous aurez fait chauffer et administrez tiède; après quoi tenir l'animal bien couvert, le frotter avec des tuiles chaudes ou un bouchon de paille, cela pendant quatre heures.

Autre breuvage.

Ether sulfurique, de.....	30 à 45 grammes.
Têtes de pavot blanc........	3 têtes.
Eau bouillante	1 litre.

Ecraser les têtes de pavot, verser l'eau dessus, et laisser infuser une demi-heure; passer à travers un linge, ajouter l'éther et administrer en une fois.

Nota. — On peut employer dans les coliques rebelles et avec avantage l'ammoniaque liquide à la dose de vingt à soixante grammes selon la gravité de la maladie et la force de l'animal dans un litre d'infusion de thé ou de tilleul à froid.

MALADIE DES BOIS OU DE BROUX.

Cette maladie est causée, à ce que l'on prétend, par les jeunes feuilles d'arbre, et particulièremeut les bourgeons de chêne que les animaux broutent au printemps; cette maladie est très-grave. Quelle qu'en soit la cause, elle s'annonce par la fièvre, la fiente est dure et remplie de glaires couleur de sang, la difficulté d'uriner, la rougeur des yeux, le mufle sec, une soif ardente, le manque de lait, le ventre retroussé, la peau froide; si la maladie ne diminue pas, l'animal meurt le quinzième ou vingtième jour. On peut prévenir cette dangereuse maladie en donnant à manger aux bestiaux avant de les mettre aux champs, ce qui fait qu'ils ne mangent pas avec autant d'avidité.

REMÈDE.

Saigner à la jugulaire ; réitérer, puis donner les lavements suivants, trois fois par jour, le matin, à midi et le soir :

Lavement.

Feuilles de morelle.	1/2 poignée.
Feuilles de guimauve.	1 —
Molaine ou bouillon blanc. . .	1/2 —
Pariétaire.	1/2 —
Eau.	3 litres.

On fait bouillir le tout dans l'eau, on passe à travers un linge, on administre en deux fois, on réitère quatre fois dans vingt-quatre heures jusqu'à guérison ; ensuite on fait prendre le breuvage suivant :

Breuvage.

Kermès minéral	15 grammes.
Têtes de pavot blanc	4 têtes.
Gomme arabique	30 grammes.
Huile d'olive	90 —
Jaunes d'œufs	3 jaunes.
Miel	250 grammes.
Eau bouillante	4 litres.

Ecraser les têtes de pavot, verser l'eau bouillante dessus; on laisse infuser une demi-heure, on passe à travers un linge, on met la gomme fondre; pendant qu'elle fond on délaye le miel et les autres substances ensemble; quand elles sont bien délayées, on les met dans l'eau de pavot; remuez jusqu'à ce que tout soit bien mêlé et administrez quatre potions en vingt-quatre heures; réitérez jusqu'à ce que vous voyez que le malade soit hors de danger.

PISSEMENT DE SANG.

Il y a des pâturages sujets à faire uriner le sang, surtout où il y a beaucoup de chênes, parce que les bourgeons de chêne l'occasionnent, ou des herbes trop fortes, telles que de la persillée, etc.

Ce mal est toujours accompagné de flux et de fièvres plus ou moins fortes, ce qui oblige de tenir le corps de l'animal frais et gras, afin que les excréments ne se durcissent pas; quoiqu'ils paraissent lâches, il faut donner beaucoup de soupe à la crême de lait et à l'oseille, au moins six litres par jour à plusieurs intervalles; ensuite donner le breuvage suivant:

Breuvage.

```
Aronne pilée . . . . . . . . . . . . .   1 poignée.
Lait doux non coulé.. . . . . . . .   2 litres.
```

On fait chauffer le lait, on met l'aronne dedans, on remue jusqu'à ce que ce ne soit plus que tiède et on administre cela deux fois dans le courant de la maladie. Dans le cas où l'on verrait que la fiente viendrait plus dure malgré la soupe dont nous venons de parler, on suivra le traitement ci-après. Mais il faut avant tout donner un breuvage sitôt que l'on s'aperçoit du mal, pour arrêter l'épanchement du sang, et réitérer trois fois dans vingt-quatre heures, s'il est besoin, en observant le régime ci-devant.

Autre breuvage.

```
Herbe au charpentier. . . . . . . .   1 poignée.
Orties blanches. . . . . . . . . . .   1      —
Persil sauvage.. . . . . . . . . . .   1      —
Sel de cuisine. . . . . . . . . . . .   1      —
```

Piler ces substances ensemble; quand elles sont bien pilées, on les met dans un litre de lait doux sans couler, et on administre comme nous l'avons dit; après quoi on met sur le dos de l'animal les cataplasmes suivants également trois fois dans les vingt-quatre heures.

Cataplasme.

Feuilles de mauve.	2 poignées.
Farine de graine de lin	2 —
Son de froment.	2 —

Faire bouillir le tout ensemble, mettre dans un sac et l'appliquer sur le dos, à l'endroit des rognons; après quoi, si c'est dans le commencement de la maladie, on fera des petites saignées à la jugulaire; mais s'il y a quelques jours que le pissement a lieu, on ne saignera pas, parce que l'animal aura perdu assez de sang. Il faut aussi tenir un drap mouillé sur le dos de l'animal pour le tenir frais et on fera prendre le breuvage n° 1 du flux ordinaire (page 56).

Nota. — Comme ce breuvage est très-dangereux, il faut s'assurer si réellement le pissement de sang a lieu, ce qui est facile en faisant uriner l'animal de la manière suivante : il faut chatouiller la vulve de la vache pendant un certain temps avec le bout des doigts, ou le fourreau du bœuf pour l'exciter à uriner; là on voit si l'urine est teinte de sang, et dans ce cas on fait prendre le dit breuvage.

VACHE CHANCRÉE PAR LE TAUREAU
OU APRÈS LE VÊLAGE.

Cette maladie vient dans la matrice des vaches, ou à la verge chez les taureaux; elle provient le plus souvent de ce dernier. Etant appelé à couvrir trop de vaches, il s'échauffe et finit par attraper des chancres et les communique à la vache. Les chancres qui viennent après le vêlage sont également dans la matrice; ils proviennent d'un vêlage trop laborieux, où l'on a été obligé d'employer la force: les frottements réitérés du bras de l'opérateur dans les passages meurtrissent la matrice et font former des chancres; quelquefois aussi celles qui ont été chancrées par le taureau et qui n'ont pas été bien traitées se trouvent reprises de ce mal qui est alors chronique.

Nota. — Je ne donnerai ici qu'un traitement qui ne m'a jamais manqué, quoiqu'il y en ait beaucoup, mais celui-là est le plus sûr.

On fera prendre trois fois par jour la tisane qui suit pendant huit jours.

Tisane.

Graine de lin.	2 poignées.
Chiendent	2 —
Sel de nitre.	45 grammes.
Eau.	6 litres.

Faites bouillir la graine de lin et le chiendent dans l'eau ; passez à travers un linge, ajoutez le sel de nitre, et administrez tiède, en trois fois, le matin, à midi et le soir ; en même temps faites les injections suivantes dans la matrice.

Injections.

```
Feuilles et racines de mauve. . .   1 poignée.
Molaine . . . . . . . . . . . . . .   1    —
Eau . . . . . . . . . . . . . . . .   2 litres.
```

On fait bouillir le tout ensemble, on passe à travers un linge ; on donne des injections matin et soir, avec cette eau, pour laver l'intérieur de la matrice ; et de suite après, également matin et soir, on injecte avec l'eau suivante, pour manger les chancres :

Eau pour laver les chancres.

```
Chlorure de chaux liquide . .   120 grammes.
Eau fraîche. . . . . . . . . .   1/2 litre.
```

On mettra dans le demi-litre d'eau une cuillerée à bouche de chlorure de chaux pour chaque pansement et ce pendant huit jours au bout desquels les chancres devront être disparus.

Nota. — On se sert pour donner ces injections d'une seringue qui a la canule longue, et plusieurs trous au bout de la canule; elle doit être grande, si elle est petite ou en donnera plusieurs de suite; cette maladie est très-grave, si elle n'est pas soignée convenablement; j'ai vu périr des vaches, mais jamais avec ce traitement.

TUMEURS, LOUPES, ABCÈS & APOSTUMES EN GÉNÉRAL.

Ces quatre maux ne proviennent que des coups, humeurs, indispositions ou de la mauvaise qualité du sang. Quant aux abcès qui se forment dans l'intérieur du corps, il serait difficile de distinguer ce mal, si ce n'est par la force de la fièvre et quand l'animal ne mange pas. Dès qu'on s'en aperçoit et qu'on ne trouve aucun autre mal qui puisse occasionner ce désordre, il faut faire ce qui suit :

REMÈDE.

Saigner à la jugulaire deux fois dans vingt-quatre heures et s'il y avait trop forte fièvre, réitérer le lendemain ; donner trois jours de suite, deux fois dans la journée s'il est besoin, le breuvage suivant :

Breuvage.

Des quatre semences froides pilées. 125 grammes.
Son de froment . . . . 2 jointées.

Faire bouillir le tout ensemble, passer et administrer dans une seule fois, réitérer le soir; après quoi, donner force tisane de benoîte, comme nous l'avons dit à l'article du flux sanguin (page 54).

Il arrive aussi que la trop grande quantité de sang engourdit les membres et fait perdre l'appétit, ce qui se trouve guéri par le moyen d'une bonne saignée à la jugulaire et de quelques raiforts que l'on donne à manger. Quant aux tumeurs et apostumes, il faut toujours commencer par diminuer le volume du sang par une bonne saignée, après quoi on examine dans les vingt-quatre heures si l'humeur est fixée; car, après la saignée, elle peut changer de place ou se dissiper peu à peu. Il faut graisser l'enfle trois fois par jour avec de l'onguent basilicum chaud, pour établir la suppuration; faire une ouverture quelques jours après, s'il est besoin, pour donner cours aux matières s'il y en a, et pincer la plaie comme il est dit en parlant des plaies en général.

Il peut se rencontrer souvent des tensions de nerfs et gonflement de chair, soit par coup ou par trop grande abondance d'humeurs inflammatoires. Il n'y faut pas mettre de graisse chaude maturative, mais bien des graisses résolutives, émollientes et anodines tout à la fois, telles que celle qui suit :

Onguent.

Onguent de laurier.	45 grammes.
Cire jaune..	30 —
Mercure doux..	60 —
Sublimé corrosif.	15 —

On fait fondre la cire devant un feu très-doux; quand elle est fondue, on ajoute le mercure et l'onguent de laurier; retirez du feu et ajoutez le sublimé; on remue jusqu'à ce que le tout soit bien mêlé et froid, et on s'en sert.

FIÈVRE EN GÉNÉRAL.

La fièvre est un bouillonnement extraordinaire du sang qui fait battre le cœur et les artères plus fréquemment que dans l'état ordinaire et naturel. Toutes les fièvres continues, principalement, ont une disposition inflammatoire, et il est impossible de guérir aucune maladie, si on ne commence pas par combattre la fièvre. Pour connaître si les animaux ont la fièvre, il faut placer la main gauche sur l'épaule gauche contre le coffre : là vous sentirez le battement du cœur et des artères. Dans toutes les fièvres, il faut saigner hardiment selon la force de l'animal et de la fièvre; dans l'intervalle de la fièvre on donnera force tisane de benoîte, comme il est dit au flux sanguin (page 54), et si la fièvre continue jusqu'au troisième jour, on donnera le breuvage suivant :

Breuvage.

Feuilles et tiges de rhue vertes.   1/4 poignée.
Feuilles et tiges de savigny vert.   1/4   —
Cidre ou poiré.. . . . .   1 litre.

On fait bouillir ces deux substances dans le cidre ou poiré jusqu'à ce que ce soit diminué d'un quart, on passe à travers un linge et on administre tiède.

Autre breuvage.

Coquilles d'huîtres en poudre .   30 grammes.
Sel de nitre..   90   —
Quinquina en poudre..   30   —
Vin blanc ou poiré. . . . . . .   1 litre.

On met ces trois substances dans le vin ou poiré, on laisse infuser à froid une heure, ayant soin d'agiter la bouteille souvent. On administre toujours en agitant; on réitère deux et trois jours de suite, le matin à jeûn.

TOUX.

La toux est une affection de poitrine qui provient quelquefois d'un sang trop âcre et trop épais, par suite de nourriture échauffante ou par suite de séjour dans les pâturages frais et humides, dans lesquels les animaux ont toujours les membres inférieurs dans l'eau, ce qui occasionne une gourme qui leur tombe sur la poitrine, et peut devenir dangereuse si on n'y porte pas remède. Les signes de ces maladies sont que l'animal tousse souvent et fortement, à plusieurs reprises de suite; il ne mange presque pas, il maigrit à vue d'œil, puis la fièvre se déclare. En portant l'oreille à la poitrine on entend un bourdonnement, c'est signe qu'il est grand temps d'y porter remède.

MOYEN CURATIF.

Il faut faire une forte saignée à la jugulaire pour celle qui est occasionnée par le sang et la réitérer au besoin, et non pour celle qui provient de l'humidité, qui doit être considérée comme rhume de poitrine ; ensuite on suit les traités suivants dans les deux maladies :

Breuvage.

Son de froment	3 poignées.
Mauve	3 —
Eau	8 litres.

Faites bouillir le son et la mauve dans l'eau, passez à travers un linge et faites quatre breuvages de chacun deux litres que vous ferez prendre de six heures en six heures, ayant soin d'ajouter à chaque breuvage les poudres suivantes :

Poudres.

Aloès des Barbades en poudre   60 grammes.
Poudre de réglisse.   120   —
Poudre de gentiane.   60   —

Il faut avoir soin d'agiter le mélange jusqu'à ce que les poudres soient fondues, et aussi au moment de le faire prendre.

Lavement.

Guimauve (racines et feuilles). .   4 poignées.
Molaine ou bouillon blanc. . . .   4   —
Eau. . . . .   6 litres.

On fait bouillir le tout ensemble, on passe à travers un linge, on en fait quatre lavements. Ajoutez à chaque lavement une cuillerée à bouche de vinaigre de vin et trente grammes de miel; administrez à quatre heures d'intervalle et réitérez quatre jours de suite; en même temps on donnera pour boisson la tisane suivante :

Tisane.

Chenevis écrasé . . . .   1 litre.
Pousses de genièvre . . . . . .   2 poignées.
Romarin . . . .   2 poignées.
Eau. . . . .   12 litres.

Faites bouillir le tout ensemble une demi-heure, retirez les herbes et donnez à discrétion.

Nota. — Quand on ne peut obtenir une cure parfaite et que l'animal continue à tousser d'une petite toux sèche, que son poil devient hérissé sur les épaules, que sa fiente est noire, sent mauvais, c'est signe que l'animal se gâte ; il n'y a plus de remède : il faut se hâter de l'engraisser, quoiqu'il engraisse difficilement.

DES PLAIES EN GÉNÉRAL.

Toutes sortes de plaies doivent être pansées une fois par jour au moins, et même deux en été quand elles sont dangereuses ou qu'il fait chaud. Les panser promptement et doucement, sans meurtrir les chairs ; tenir les plaies couvertes, que l'air n'y entre pas, jusqu'à ce qu'on s'aperçoive bien de la réunion des chairs.

Les plaies ordinaires telles qu'apostumes, coupures, boutures, et celles que l'on fait pour aider la suppuration, se pansent de la manière suivante :

Il faut employer une seringue à injection comme celle dont on se sert dans les maladies chancreuses des vaches, pour seringuer dans les plaies de l'eau-de-vie camphrée, quand il y a à craindre la gangrène, ou bien du jus de morelle ou de l'eau chlorurée, comme nous l'avons dit à l'article des chancres (page 68). Dans les plaies nouvelles on se sert de l'ean que j'ai donnée à l'article taupe (page 57); l'eau de langue de chien ou synoglose est encore très-bonne pour laver les plaies ; on peut s'en servir en été en place de chlorure de chaux liquide. Quand les plaies sont trop chancrées ou de très-mauvaise nature, qu'elles sentent mauvais, on se sert du cataplasme suivant :

Cataplasme.

Racine de carotte râpée. . . . 100 grammes.
Ciguë verte pilée. . . . . 100 grammes.
Alcool camphré . . . . 30 grammes.
Charbon de bois de chêne pilé 1 poignée.
Eau chaude en quantité suffisante pour donner consistance de cataplasme.

Réitérez trois ou quatre jours de suite. Ces cataplasmes font changer les plaies de caractère ; ils sont bons pour les plaies chancreuses et baveuses et même gangréneuses. Il ne suffit pas seulement de laver les plaies, il faut aussi les panser avec de la charpie de corde goudronnée, imbibée de l'onguent suivant, ou d'onguent basilicum :

Onguent.

Térébenthine de Venise . . . . 125 grammes.
Jaunes d'œufs.. . . . . 2 jaunes.

Délayez le tout ensemble et mettez la charpie dans les plaies sans trop l'entasser ; faites en sorte qu'elle aille au fond des plaies. Il faut aussi à chaque pansement laver lesdites plaies avec l'une des eaux ci-devant, deux ou trois fois par jour ; et s'il était trop difficile d'arrêter le cours de la suppuration, on mettra dans le fond de ces plaies et à plusieurs reprises gros comme un petit pois de vitriol bleu ou de Chypre ; s'il venait à surmonter des chairs gourmandes, on les toucherait avec la pierre de vitriol, en prenant garde de toucher ailleurs ; quand on voit qu'il n'y a pas trop grande quantité de matières, on met l'emplâtre suivant :

Emplâtre.

Poix noire. . . . .   15 grammes.
Poix de Bourgogne. . . . . . .   15 grammes.

Faites fondre et étendez sur une toile neuve, appliquez sur la plaie, après quoi on suit le traitement suivant. Dans le cas où il y aurait hémorrhagie, on arrête le sang avant que de faire aucun pansement. S'il en était ainsi, on arrêterait l'hémorrhagie avec ce qui suit :

MOYEN.

Herbe au charpentier . .   quantité suffisante.
Grande éclair . . . . . .   quantité suffisante.

Pilez ces deux herbes bien menu et ajoutez :

Sel pilé menu . . . .   1/2 poignée.

Mettez dans la plaie; quand l'hémorrhagie est arrêtée on fait le pansement.

MORSURE DE LOUP OU DE CHIEN.

Il faut commencer par arrêter le venin des morsures, lequel occasionnerait une enfle, qui gagnerait le cœur et ferait périr l'animal; cela s'arrête par le moyen de l'huile d'aspic chaude coulée jusqu'au fond des morsures; après quoi on garnira lesdites morsures de lierre terrestre pilé avec égale quantité de grande éclair et de perle d'eau, ainsi qu'une demi-poignée de sel, selon le nombre de morsures, et cela trois jours de suite; ensuite on seringue de l'eau de chlore, comme nous l'avons décrit dans les articles plaies et chancres (page 68), et ce, deux fois par jour, quatre jours de suite.

Nota. — En été, on se sert encore avec avantage de l'eau de synoglose ou langue de chien en remplacement de chlore.

COUP DE CORNE QUI OUVRE LE VENTRE.

Il faut avoir soin de bien nettoyer la plaie avec de l'eau tiède, ainsi que les boyaux s'ils sont visibles, après quoi il faut coudre la peau bien unie à fil double et graisser cette partie jusqu'à guérison, qui sera de huit jours, avec ce qui suit :

Graisse.

Savon de Marseille coupé menu   60 grammes.
Eau-de-vie. . . . .   20 centimes.
Graisse de porc. . . . .   30 grammes.

On fait bouillir le tout ensemble quelques minutes, graisser sur les coupures et tout autour; si la coupure est par trop enflée et que l'inflammation monte, on fera une ouverture dans le haut du creux du flanc, de 4 à 5 centimètres de longueur, la pointe en bas, sans couper dans les chairs, et on mettra sur cette ouverture l'emplâtre suivant :

Emplâtre.

Poix de Bourgogne de . .   10 à 15 grammes.
Poix noire de. . . . . . .   10 à 15 grammes.

On fait fondre les poix ensemble, ensuite on les étend sur une toile neuve et on applique immédiatement sur l'ouverture.

Nota. — Si l'emplâtre tombe avant huit jours, il faut en mettre un autre; on aura soin de tenir l'animal à la diète de manger; on lui donnera seulement quelques petites boitures avec de la farine d'orge et quelques feuilles de chou bouillies, trois fois par jour.

FOURBURE.

Quand un animal est fourbu, il a peine à marcher; il a les quatre membres sous lui et n'ose bouger; il ne se couche pas, parce qu'il n'est pas sûr de se relever, à cause de la raideur de ses membres, ou s'il se couche il reste sur la litière.

Cette maladie provient d'un excès de travail, d'une marche trop prolongée, d'un excès de nourriture; du manque d'air ou d'exercice, en le laissant séjourner sur la litière, ou quelquefois de vieillesse. Cette maladie prise à temps et traitée de la manière suivante, n'est pas grave.

MOYEN CURATIF.

On fait une forte saignée à la jugulaire, d'environ quatre à cinq kilogrammes, on frictionne les membres du malade avec son sang, ayant soin d'y ajouter :

Essence de térébenthine de..   60 à 100 grammes.

Vingt-quatre heures après on coupera les huit petits galets, s'il n'y a pas de mieux; ensuite on frictionnera les membres avec ce qui suit, ayant soin de faire des torches avec le foin pour en envelopper les membres malades.

Lie de vin ou de bon cidre . . . . . 6 litres.
Foin de prairie. . . . . 2 kilog.

Faites bouillir ensemble et frictionnez une heure et le plus chaud possible, matin et soir, six jours de suite.

4.

Nota. — On peut faire servir ce remède plusieurs fois en ayant soin de le faire chauffer et de le tenir bouché. Sitôt que l'animal pourra marcher on lui fera prendre des bains de rivière, d'étang ou de mare, le plus à la portée; on donnera une nourriture légère, eau blanche pour boisson. Si la maladie prend de la gravité, que le malade soit tombé sur la litière, on fera prendre le breuvage suivant pour ranimer le sang; on réitérera le lendemain s'il est besoin :

Breuvage.

Sauge verte.	1/2 poignée.
Absinthe verte	1/2 poignée.
Rhue verte	1/2 poignée.
Vin blanc ou bon poiré.	1 litre.

Faites bouillir le tout ensemble, passez à travers un linge, administrez en une seule fois.

Nota. — Quand cette maladie provient de vieillesse il y a peu d'espoir de guérison.

FAIRE TARIR LE LAIT.

Pour faire tarir le lait, je vais donner ici deux recettes :

PREMIÈRE RECETTE.

Lait de la vache	1 litre.
Térébenthine de Venise.	5 centimes.

On fait fondre la térébenthine au feu sans bouillir, mêlez-la dans le lait, agitez comme il faut, et lavez les mamelles une fois le jour, trois jours de suite.

SECONDE RECETTE.

Vieille argile.	1 poignée.
Vinaigre de vin	250 grammes.
Sang de dragon	15 centimes.

Mêlez ensemble et graissez comme ci-devant. Observez que l'un ou l'autre de ces remèdes suffit.

LAIT ÉPANCHÉ DANS LA MASSE DU SANG.

Les symptômes de cet accident sont quand l'animal est triste, dégoûté, rend quelquefois le lait par les naseaux. Cela provient de la trop grande quantité de lait que porte la vache que l'on tarit, qui, par sa révolution, fait un grand ravage dans la masse du sang. On peut prévenir cet accident par une saignée à la jugulaire, lorsque l'on tarit le lait d'une vache qui en a besoin.

MOYEN CURATIF.

Il faut saigner à la jugulaire trois jours de suite, et donner chaque fois un breuvage, le matin à jeûn.

Breuvage.

Eau ferrée, la plus vieille possible. . . 800 gr.
Résine en poudre . . . . 60 gr.

Passez l'eau ferrée à travers un linge, ajoutez la résine et laissez fondre à froid dix-huit heures ; ensuite ajoutez, au moment de le faire prendre :

Foie d'antimoine. . . . . 30 grammes.

Administrez ; diète de nourriture et non de boire. On donnera pour boisson de la tisane de benoîte nitrée à discrétion, en même temps on donnera les lavements suivants, quatre par jour :

Lavements.

Molaine ou bouillon blanc . . . 2 poignées.
Guimauve, feuilles et racines . . 2 poignées.
Capsules de pavot . . . . 3 têtes.
Eau . . . . 8 litres.

Faites bouillir le tout ensemble, passez à travers un linge et administrez.

AIRS DE TERRE

QUE L'ON CROIT SOUVENT ÊTRE DES PIQURES DE BÊTES VENIMEUSES.

Ces airs proviennent de la mauvaise exhalaison de la terre, l'animal étant couché les mamelles dessus, ce qui occasionne une enfle forte, dure et chaude dans un des côtés de la mamelle ou dans un quartier seulement, et empêche d'en pouvoir traire le lait, ce qui augmente le volume de l'inflammation.

MOYEN CURATIF.

Il faut traire la malade le plus souvent possible, afin d'empêcher qu'elle ne perde la tette de laquelle les conduits se boucheraient ; ensuite on met une petite plume dans le bout de ladite tette pour en conserver la lumière, puis on graisse la mamelle ou quartier, deux fois par jour, avec l'onguent suivant :

Onguent.

Graisse de porc	250 grammes.
Feuilles de laurier de cuisine .	1 poignée.
Feuilles de lavande	1 poignée.
Seneçon	1 poignée.

Piler ces substances l'une après l'autre, faites fondre la graisse ; quand elle est fondue, mettez les herbes dedans, laissez bouillir cinq minutes, en ayant soin de remuer le mélange; passez à travers un linge et frictionnez.

FLUX DE LAIT DANS LES MAMELLES.

Cette maladie est particulière aux vaches nouvellement vêlées : elle provient de la trop grande quantité de lait, et du manque de précaution de la part des vachères, qui ne font pas téter le veau assez souvent, ou ne regardent pas, après que le veau a tété, s'il reste du lait dans la mamelle, ce qui occasionne une inflammation considérable qui, par la suite, peut se porter sous le ventre, quelquefois même jusqu'au fanon. L'animal ne mange presque pas et la fièvre s'en empare.

MOYEN CURATIF.

Il faut, du premier abord que l'inflammation commencera à paraître, lotionner les mamelles avec ce qui suit, trois fois par jour :

Lotion.

Guimauve, feuilles et racines . .	2 poignées.
Molaine ou bouillon blanc . . .	2 poignées.
Eau	3 litres.

Faites bouillir le tout ensemble une demi-heure, lotionnez la mamelle, après quoi vous la graisserez avec l'onguent indiqué à l'article *Airs de terre* (page 84), deux fois par jour. Si l'inflammation continue, si elle se propage sous le ventre et qu'il y ait fièvre, on fera une bonne saignée à la jugulaire, puis on donnera des coups de bistouri partout où il y aura enflure pour faire sortir l'eau rousse qui coule entre cuir et chair.

Lorsqu'il se forme des abcès on les ouvre

avec le bistouri, après quoi on lave la plaie avec moitié vin blanc et moitié eau; on graisse partout où il y a inflammation avec l'onguent populeum; on en met aussi dans ladite plaie. S'il reste des durillons dans la mamelle on les graissera avec l'ongueut suivant :

Graisse.

Ammoniaque liquide . . . . . 30 grammes.
Huile d'olive. . . . . 125 grammes.

Mêlez ces deux substances ensemble, graissez les durillons deux fois par jour.

Nota. — Il serait facile de prévenir cet accident par une saignée à la jugulaire avant que la vache ait vêlé, quand son terme est passé et qu'on voit qu'elle est bien préparée; cela facilite le vêlage et peut éviter un plus grand malheur.

PIQURE DE BÊTES VENIMEUSES.

Cet accident se manifeste par une inflammation douloureuse des mamelles, souvent accompagnée de fièvre.

REMÈDE.

Il faut faire une forte saignée à la jugulaire et réitérer selon la force de la fièvre, puis on fera prendre le breuvage suivant :

Breuvage.

Feuilles de plantin.	1 poignée.
Trèfle sauvage	1 poignée.
Ail pilé.	6 gousses.
Poudre à tirer	1 coup.
Sel de cuisine	1 poignée.
Urine d'homme ou vin blanc .	8 décilitres.

On pile toutes les herbes les unes après les autres sans en perdre le jus; on les fait infuser dans l'urine ou le vin; on passe à travers un linge; on administre en deux fois, à deux heures d'intervalle, après quoi on met le marc sur les morsures en cataplasme.

DES GALES QUI VIENNENT AUX TETTES.

Les gales proviennent des exhalaisons de la terre, d'un temps pluvieux et froid. Les vaches y sont particulièrement sujettes lorsqu'elles commencent à coucher dehors, surtout étant nouvellement vêlées, ou quand elles passent trop souvent dans l'eau jusqu'aux mamelles.

REMÈDE.

Blanc de céruse en poudre. . .	15 grammes.	
Mine de plomb en poudre. . .	15	—
Litharge d'or en poudre. . . .	15	—
Graisse de porc	60	—
Huile d'olive.	60	—

On fait fondre la graisse; quand elle est fondue on met l'huile, puis les substances ci-devant; on laisse bouillir dix minutes; on retire du feu, ayant soin de remuer jusqu'à froid, après quoi on graisse les tettes chaque fois que l'on tire la vache.

DES CREVASSES QUI VIENNENT AUX TETTES.

Il suffit de frotter les tettes avec ce qui suit :

Cire vierge.	15 grammes.
Huile d'olive.	30 —
Suif de mouton	30 —

On fait fondre la cire; quand elle est fondue on ajoute la graisse, qu'on laisse aussi fondre, puis on met l'huile. On fait bouillir dix minutes; en retire du feu, ayant soin de remuer jusqu'à froid, et on emploie de la même manière que ci-devant.

DU FIL.

Si le fil est pendant, on pourra le faire tomber en le liant avec de la soie en plusieurs doubles; on le liera le plus près possible de la peau; on fera plusieurs tours et un double nœud, que l'on aura soin de serrer chaque jour le plus possible, et le fil tombera en peu de temps.

Autre moyen.

Quand il y en a beaucoup, il faut d'abord abattre l'animal, puis on coupe les fils avec un bistouri, on les brûle le plus profondément possible avec des fers rouges ou avec de l'eau forte que l'on met sur lesdits fils pendant plusieurs jours.

DES VERRUES.

Il suffit de les faire saigner et de les brûler avec du vitriol en pierre, ou du nitrate d'argent fondu, deux ou trois fois par jour jusqu'à guérison.

DE LA JAUNISSE.

La jaunisse est occasionnée souvent par défaut de nourriture, ou pour avoir souffert longtemps faute de saignée. Elle se reconnaît par le blanc des yeux, qui est jaune ainsi que le dedans des lèvres.

REMÈDE.

Il faut saigner deux fois dans quatre jours et donner deux breuvages dans le courant desdits quatre jours, le jour que l'on ne saignera pas, composé de ce qui suit :

Breuvage.

Safran.	30 grammes.
Foie d'antimoine	30 —
Cidre ou poiré.	8 décilitres.

Mêlez le tout ensemble; administrez tiède, à jeûn. Il faut aussi herber l'animal comme nous l'avons expliqué (page 50); ensuite donner pour boisson, trois fois par jour, ce qui suit :

Carottes coupées par morceaux . 10 racines.
Eau . . . . 5 litres.

On fait bouillir les carottes dans l'eau jusqu'à ce qu'elles soient cuites; on retire du feu et on ajoute ce qui suit :

Sel de nitre . . . . 90 grammes.
Miel . . . . 250 —

Quand le sel de nitre et le miel sont fondus, on administre tiède, et cela le matin, à midi et le soir, pendant quatre ou cinq jours. On donnera des lavements aussi pendant quatre ou cinq jours, composés de ce qui suit :

Lavement.

Feuilles d'oseille. . . . . 2 poignées.
Feuilles de laitue . . . . 2 poignées.
Eau. . . . . 3 litres.

On fait bouillir le tout ensemble pendant un quart d'heuré, on passe à travers un linge et on ajoute ce qui suit :

Miel. . . . . 250 grammes.

On remue jusqu'à ce que le miel soit fondu et on administre tiède en deux fois, matin et soir.

CHARBON.

Le charbon est une maladie qui paraît d'abord locale; ellle commence par une petite tumenr dure de la grosseur d'une fève très-douloureusc; son volume augmente à vue d'œil, au point de devenir grosse comme la tête d'un enfant dans l'espace de deux heures. Cette enfle ou tumeur se montre ordinairement aux fesses, aux épaules, au fanon et sur les côtes; l'animal périt en moins de vingt-quatre heures.

Quelquefois le charbon se montre par des simples taches noires ou blanchâtres; la peau est soulevée et durcie; elle craque sous les doigts comme du parchemin. Cette espèce de charbon a une marche moins rapide, mais elle n'est pas moins dangereuse.

Les causes de cette maladie sont : les brouillards, les eaux corrompues; les étables humides, le séjour dans les pâturages frais et humides et les piqûres des mouches qui se sont posées sur des cadavres en putréfaction.

REMÈDE.

Il faut saigner à la jugulaire trois fois dans vingt-quatre heures, ensuite on fait prendre le breuvage suivant.

Breuvage.

Quinquina jaune en poudre...　60 grammes.
Alcool ....　15　—
Camphre en poudre ....　15　—

Faites infuser le quinquina dans un litre d'eau fraîche une demi-heure, agitez la bouteille, ajoutez l'alcool dans lequel vous aurez fait fondre le camphre et administrez.

Autre breuvage.

Racine de gentiane ....　30 grammes.
Ecorce de chêne.............　30　—
Camomille romaine..........　15　—
Acide sulfurique ....　8　—
Eau.........................　1 litre 1/2.

Coupez la racine de gentiane par petits morceaux et faites-la bouillir dans l'eau ainsi que l'écorce de chêne qu'on aura soin de piler le plus fin possible, retirez du feu, au bout de vingt minutes que le tout aura bouilli, ajoutez la camomille, passez à travers un linge, ajoutez l'acide sulfurique et administrez tiède.

Nota. — Un de ces deux breuvages suffit ; seulement il faut en donner deux dans l'espace de six heures ; on donne en même temps les lavements suivants :

Lavements.

Guimauve ....　2 poignées.
Molaine ....　2　—
Son de froment..............　2　—
Eau........................　6 litres.

Faites bouillir le tout ensemble, passez à travers un linge et faites quatre lavements que vous donnerez en vingt-quatre heures.

Mais il faut, avant tout, enlever la tumeur avec un bistouri jusqu'à la bonne chair, brûler la plaie avec un fer rouge le plus profondément possible ; on panse la plaie de la manière suivante, ayant soin, pour faire cette opération, de se munir de gants de peau afin de ne pas attraper cette maladie, car elle se communique à l'homme ; il faut aussi retirer les animaux qui en sont atteints d'avec les autres.

Pansement.

On lavera la plaie quatre fois par jour avec de l'eau de javelle ou de l'eau sédative dont je vais vous donner la composition. On saupoudre aussi quatre fois ladite plaie avec la poudre suivante :

Quinquina en poudre........	15 grammes.
Charbon de bois en poudre...	15 —

Mêler ensemble et saupoudrer après avoir lavé.

Eau sédative.

Alcali volatil	60 grammes.
Alcool camphré.............	15 —
Sel de cuisine...............	90 —
Eau fraîche.................	1 litre.

Faites fondre le sel dans un tiers du litre d'eau, quand il est fondu remettez dans la bouteille ainsi que l'alcali et l'alcool et lavez quatre fois par jour. Pour le charbon qui se montre par taches noires ou blanchâtres, il faut ciseler la peau partout où il y a inflammation, ce que l'on appelle faire des côtes de melon, et assez profondément pour mettre les chairs à découvert afin de pouvoir les panser comme il est dit ci-devant, car il faut suivre le même traitement pour l'un comme ponr l'autre. On aura soin aussi de garnir les plaies de charpie de corde goudronnée imbibée dans l'une des eaux ci-devant, mais la dernière est préférable; tenir l'animal à la diète, ne donner que de l'eau blanche nitrée pour boisson.

ÉPAULE DÉMONTÉE.

Cela vient d'un fort coup ou d'un tressaut de l'épaule; c'est un véritable écart, d'autant plus qu'il se forme des glaires entre le coffre et les épaules qui mettent l'animal hors d'état de marcher, étant plus sensible que le cheval.

REMÈDE.

Huile d'aspic.................	30 grammes.
Huile de pétrole.............	30 —
Esprit de vin................	30 —

Mêlez le tout ensemble et graisssez toute

l'épaule au soleil ou au feu une fois seulement; ensuite vous couvrirez toute l'épaule de l'emplâtre suivant.

Emplâtre.

Poix de Bourgogne.........	100 grammes.
Poix noire.................	100 —
Résine	100 —

Faites fondre le tout ensemble, étendez sur une toile neuve, appliquez un peu chaud, passez une ortie entre la poitrine et l'épaule, graissez avec l'onguent basilicum au bas de l'épaule, près de la poitrine. Il faut avoir soin de laver l'ortie et de la tourner avec le doigt. On peut remplacer l'ortie en herbant l'animal comme il est dit ci-devant (page 50).

ÉPAULE DÉBOITÉE.

La boîte de l'omoplate ou paleron se trouve hors de son lieu, ce qui fait que l'omoplate descend à peu près de trois à quatre pouces, suivant que les raideurs nerveuses d'autour de la boîte sont lâchées, ce qui est facile à voir dans tout le haut de l'épaule.

Opération.

Il faut abattre l'animal sur le côté opposé, remonter l'omoplate dans son lieu, faisant replacer la boîte en remuant la jambe, puis on met une emplâtre de huit pouces de long et cinq de large qui prend au-dessous de la boîte jusqu'au haut; la laisser jusqu'à ce qu'elle tombe d'elle-même.

Emplâtre.

Poix noire . . . . 250 grammes.
Poix de Bourgogne. 125   —
Résine 125   —

Faites fondre le tout ensemble; étendez sur une toile neuve; appliquez un peu chaud; ensuite vous chauffez le dessus avec une pelle rougie au feu, en ayant soin de se mouiller la main et de presser l'appareil pour le rendre plus solide.

JAMBES ENFLÉES

PAR MÉMARCHES, COUPS, TRESSAUTS DE NERFS, OU HUMEURS QUI VIENNENT SUR CETTE PARTIE.

Si l'enfle est molle et qu'il n'y ait pas de matière, il suffit de la graisser avec l'onguent de basilicum chaud jusqu'à guérison.

Quand il y a de la matière, il faut faire une ouverture pour qu'elle s'écoule; et s'il y a engorgement ou tumeur dure, ainsi que de la douleur de nerf, il faudra graisser deux fois par jour, jusqu'à guérison, avec l'onguent suivant :

Onguent.

<pre>
Onguent vésicatoire . . . .   30 grammes.
Onguent mercuriel double . .   15   —
Savonule de potasse   5   —
Huile de laurier   15   —
Cire jaune   15   —
Sublimé corrosif   3   —
</pre>

Faites fondre la cire à un feu très-doux, ajoutez les autres substances excepté le sublimé; quand elles sont fondues, retirez du feu et ajoutez le sublimé; remuez jusqu'à froid. Graissez deux fois par jour, en couvrant la partie malade d'un bandage.

CUISSE DÉMISE.

Les cuisses ne se démettent, à ma connaissance, qu'au troisième joint, vis-à-vis la mamelle, l'autre joint d'au-dessus n'étant sujet qu'aux relâchement et tressaut de nerfs, ce qui s'appelle *Ouin*.

Les joints ou jointures paraissent plus gros qu'à l'ordinaire, et le sont effectivement; en faisant marcher l'animal on voit tressauter le nerf, ce qui souvent le fait boiter et le rend pesant; cette jointure est la quatrième du haut du gras de la cuisse, au-dessous de la hanche, vers les cimiers.

REMÈDE.

Il faut appliquer un emplâtre de poix de

Bourgogne et de poix noire, comme il est dit à l'article de l'épaule démontée (page 95), ou graisser avec de l'eau-de-vie camphrée ; l'emplâtre est préférable.

Quant à la cuisse, c'est un os plat du devant de la cuisse qui est déplacé par le devant et reste en dehors, ce qui fait que l'animal ne peut marcher : cela se remet facilement.

Opération.

Tirez le membre en avant ou en arrière, suivant qu'il vous sera plus facile pour donner liberté à l'os de repasser sous la peau et à rentrer dans sa cavité, par le devant; l'opérateur aide à passer en le pressant avec les mains ; aussitôt à sa place, l'animal ne boite plus.

RUPTURES.

Les ruptures ne sont faciles pour la cure que lorsqu'elles se trouvent dans une partie où il est facile de faire tenir des bandages, telle qu'à la jambe, au bas des cuisses, etc.

Opération.

Il faut tirer fortement sur le haut et le bas Pour tirer du haut, c'est par le moyen d'un drap que l'on place sous la cuisse ou sous l'épaule de l'animal étant abattu du côté opposé;

on fait tirer du haut et du bas fortement par plusieurs hommes, ceux du bas sur les membres, et ceux du haut sur le drap ; l'opérateur place les deux os bout à bout, puis on pose sur la fracture l'appareil suivant, que l'on aura soin de préparer d'avance :

Appareil.

Eclisses en bois, les plus minces possible et bien garnies de filasse, selon la longueur et la grosseur du membre.

Une bande de quatre à cinq mètres de long.

Une emplâtre de poix de huit à quinze pouces de large, sur la longueur proportionnée à la grosseur du membre, pour en faire le tour, que vous préparerez comme nous l'avons indiqué pour l'épaule déboîtée (page 96).

Quand les os sont bien reboutés, appliquez d'abord l'emplâtre autour du membre, de manière à ce que le milieu se trouve sur la fracture; employez pour cela le moyen indiqué page 97.

Quand l'application en est faite, placez vos éclisses dessus et sous le membre, de manière à ce qu'il y en ait tout autour, après quoi vous ferez tenir l'appareil avec la grande bande que vous poserez par dessus; il faut ne serrer ni peu ni trop, mais bien de manière à ne pas empêcher la circulation (il ne faut pas que les éclisses dépassent l'emplâtre, elles doivent seulement maintenir les deux os à leur place). On laisse ledit appareil quarante jours, au bout desquels on lèvera la bande et les éclisses.

On laissera l'emplâtre, qui tombera d'elle-même quelques jours après, puis on frictionnera la partie avec de l'eau-de-vie camphrée ou avec l'onguent suivant :

Onguent.

Feuilles d'absinthe pilées . . .	2 poignées.
Sauge pilée	2 poignées.
Feuilles et tiges de rhue pilées	2 poignées.
Beurre frais	500 grammes.

Après avoir pilé ces herbes les unes après les autres, on fait fondre le beurre et on les met dedans; laissez bouillir dix minutes, passez à travers un linge et frictionnez deux fois par jour.

DU FOURCHET.

Ce mal vient dans le fourchet des pieds, soit devant ou derrière ; c'est un pus qui s'y amasse et se racornit comme un peloton jaunâtre de chair morte, quelquefois gros comme un jaune d'œuf, et qu'il faut extirper par la suite. Cela fait boiter considérablement l'animal.

Les remèdes que nous allons expliquer servent surtout à faire racornir ou découvrir le mal plus tôt, qui, sans cela, pourrait occasionner un grand ravage dans tout le pied, jusqu'à en esquiller les os.

Il faut faire un cataplasme composé de la manière suivante, deux jours de suite :

Cataplasme.

Farine de froment...........	2 cuillerées.
Blancs de poireaux pilés......	2 blancs.
Graisse de porc frais.........	15 grammes.

Faites bouillir le tout ensemble, étendez sur des étoupes, appliquez sur le mal et faites tenir avec des cordes ; mettez-y chaque jour, avant d'y appliquer le cataplasme, un peu de la poudre suivante :

Poudre.

Vert-de-gris en poudre........	15 grammes.
Blanc de céruse en poudre....	15 grammes.

Nota. — Il faut avoir soin de saupoudrer légèrement sur toute la plaie avant de faire l'application du cataplasme ci-devant.

AUTRE REMÈDE.

Cataplasme.

Orties blanches pilées menu...	1/2 poignée.
Blancs d'œufs.................	2 blancs.
Suie grasse de cheminée broyée et passée au tamis..........	4 cuillerées.

Battez les œufs avec la suie, puis ajoutez les orties; étendez sur des étoupes et appliquez tous les jours jusqu'à ce que vous puissiez décharner le peloton de mauvaise chair, ce qui sera devenu facile, n'ayant plus de rapport avec la bonne chair; on le tire avec les doigts ou un instrument; ensuite on le fait sécher avec de la poudre à dessécher, comme nous l'avons dit à l'article des plaies (page 76), ou en le lavant avec de l'eau chlorurée, comme nous l'avons déjà dit à l'article des chancres (page 69) et cela trois fois par jour.

DES GROS GALETS OU CASILLONS.

Il arrive souvent que l'animal ayant marché plusieurs jours de suite, il se forme une courbature dans les gros galets, ce qui les fait tomber si on y porte pas remède.

Pour prévenir cet accident, quand vous voyez que l'animal boite fort bas, il faut lui envelopper les pieds avec les cataplasmes suivants :

Cataplasme.

Oignons cuits pilés........ 2 chaque pied.
Graisse de porc........... 125 grammes.
Suie grasse.............. 3 cuillerées.
Sel de cuisine .... 1 cuillerée.

Faites fondre la graisse; quand elle est fondue, mettez les autres substances, mêlez bien le tout ensemble, étendez sur des étoupes et enveloppez le pied, cela trois fois en trois jours. On peut aussi y mettre en place de ce cataplasme de la bouse de vache à la sortie du corps de l'animal, dans laquelle on ajoutera du sel et du vinaigre.

Pour les galets qui sont tombés, on mettra dessus, pour empêcher qu'il ne croisse des boutons de chair gourmande, ce qui suit :

Vert-de-gris .... 5 grammes.
Blanc de céruse en poudre..... 5   —
Poivre blanc en poudre........ 5   —

Vous saupoudrez avec cet onguent, ensuite vous faites le cataplasme qui suit :

Cataplasme.

Suie grasse broyée .... 4 cuillerées.
Blancs d'œufs. .... 3 blancs.
Vinaigre de vin.............. 3 cuillerées.

Battez le tout ensemble, étendez sur des étoupes; vous en ferez un chaque jour pendant cinq jours, suivant que vous verrez la disposition des chairs, et quand il n'en poussera plus vous ne mettrez plus de cataplasme, vous ne ferez plus que lotionner avec l'eau chlorurée indiquée (page 69).

CLOU DE RUE DANS LE PIED,
ÉPINE, ESQUILLE DE BOIS OU PETIT AMAS DE PUS.

Premièrement, il faut extirper tous les corps étrangers, faire une ouverture à la corne sur le mal, afin de donner lieu aux matières de s'écouler au lieu de séjourner dans cette partie. On introduit dans ledit trou de l'huile d'aspic chaude, ou de l'essence de térébenthine à froid et de la teinture d'aloès mêlées ensemble. On bouche le trou avec du suif que l'on fait fondre avec des pinces à feu rougies, et on enveloppe la plaie.

Dans le cas où il y aurait trop de matières et qu'elles viendraient à souffler au poil, c'est-à-dire à la couronne, on ne bouchera pas le trou et on ne mettra pas dedans l'huile d'aspic ou autres : on s'y prendra comme nous l'avons dit et expliqué dans l'article des galets tombés (page 104), et si on voit qu'il n'y ait plus de matières naissantes ou à naître, on fera ce que nous avons dit ci-devant. S'il y en avait, cela serait inutile.

VACHES ROBINIÈRES OU TAURELIÈRES.

Robinière ou taurelière, c'est une vache qui ne se fait pas emplir et qui cependant est toujours en chaleur ; elle reçoit continuellement le taureau sans pouvoir en rien retenir ; elle mugit comme lui et à la queue haute, cela provient d'un sang trop chaud et de l'humidité.

On peut calmer l'abondance de l'humidité par le moyen de deux grandes saignées dans deux jours à la jugulaire, et en donnant les deux breuvages suivants :

Breuvage.

Poiré de bonne qualité.......	5 décilitres.
Foie d'antimoine............	30 grammes.
Feuilles et tiges de rhue pilées.	1 poignée.

Faites bouillir la rhue dans le poiré, passez à travers un linge, ajoutez l'antimoine et faites prendre à jeûn en deux jours ; mais il convient avant tout de couper avec des ciseaux un petit bouton vermeil qui se trouve au bas de l'intérieur de la naissance et de le brûler avec un fer rougi au feu ; immédiatement après on la mène au taureau. J'en ai vu beaucoup qui se trouvaient pleines après cette opération. Si elles ne s'y trouvent pas et qu'elles recommencent à mugir, il faut recommencer l'opération que nous venons de décrire. (Les vaches taurelières sont celles qui ont les cornes faites comme un bouvard ; elles sont métisées ; elles ne produisent jamais de veau.)

DU VÊLAGE.

SIGNES D'AVORTEMENT; MANIÈRE DE REPLACER LE VEAU.

Quand une vache est malade pour avorter, elle mugit, piétine, se tord comme si elle était prise du mal de ventre; elle ameille de la naissance et jette des filandes. Quand vous verrez ces symptômes, il faudra, avec le poing, sonder le veau, comme il est dit ci-devant (page 4) à l'article du bâtiment.

Au tact vous sentirez la position du veau; il doit être haut, à proportion du temps que la vache est pleine. Il faut sonder l'autre flanc, s'il s'y trouve c'est une marque qu'il est déplacé. Il faut aussi savoir s'il est mort ou vivant : celui qui est vivant est mobile au tact, celui qui est mort est au contraire immobile.

Dans le cas où le veau n'est que déplacé, il faut prendre un drap que l'on passera sous le ventre; on attache un fort bâton de chaque côté du drap, ensuite on place un homme à chaque bout desdits bâtons, par qui on fait lever doucement. Quand ils se fatiguent, on les fait lâcher doucement; resondez de suite au tact pour voir si le veau est remonté ou retourné; s'il ne l'est pas, recommencez jusqu'à trois fois cette opération. Alors, si le veau n'est pas placé tout-à-fait, c'est une marque qu'il est bien faible ou qu'il est mort. En relâchant le drap doucement, si la vache s'abat en même temps, c'est encore signe que le veau est mort ou qu'il a les pieds en haut.

On sent au tact le veau qui a les pieds en haut en deux endroits au même côté que l'on sent la vache pleine de deux veaux, la seule différence est que les deux veaux sont placés l'un à côté de l'autre, et qu'au contraire, quand le veau est renversé, on croit en sentir un dans le haut du flanc et un autre dans le bas. Dans cette position il ne peut se remettre à sa place; il faut le tirer comme on ferait à un veau mort, pourvu qu'il y ait passage, ainsi que nous allons l'expliquer dans l'article suivant.

Le veau bien replacé, faites une bonne saignée à la jugulaire, ce qui fera que la vache n'avortera pas et ne donnera son veau qu'au bout du temps qu'elle doit le porter, qui est ordinairement de neuf mois; elle peut retarder de huit jours quelquefois.

Observez qu'elle porte plus longtemps à l'herbe qu'au sec; il y en a cependant qui avortent un instant après que le veau est replacé, mais avec bien plus d'aisance que s'il ne l'était pas.

Il y a des vaches qui ne sont point dilatées, c'est-à-dire qu'il n'y a pas de passage pour aller chercher le veau, qui reste dans le corps de la vache, se racornit et devient comme une boule. La vache ne périt pas pour cela, en en ayant grand soin ; mais il y en a beaucoup qui périssent quand, au lieu de se racornir, le veau tourne en corruption.

La vache qui porte son veau racorni dans la vêlière ne demande plus le taureau ; il est facile de s'y tromper dans un marché et de l'acheter pour une ameillante, car on trouve le veau au tact et du lait d'ameille dans les mamelles pendant plus de deux mois et même trois.

Au tact vous devez sentir qu'il est immobile et mort ; il faut garder ces sortes de vaches près de six mois à un an à bien les nourrir, surtout quand le veau se racornit, car elles mangent bien peu et deviennent extrêmement maigres en quinze jours de temps. Au bout de six mois et même avant, si l'herbe est venue, on mettra ces sortes de vaches pour les faire graisser ; là elles engraisseront comme les autres. Les bouchers trouvent souvent le veau racorni à l'ouverture.

OPÉRATION DU VÊLAGE.

Il faut faire chauffer de l'eau et se laver les mains et les bras chaque fois que vous les passerez dans le corps de l'animal. On se graisse avec un corps gras pour introduire la main; d'abord, il faut réunir les bouts des doigts ensemble et bien les allonger, puis faire entrer le bras jusqu'à ce que vous eussiez trouvé une partie quelconque du veau; sentez s'il est bien placé, ce qui se reconnaît en ce que la tête et les pattes de devant sont au passage. Quelquefois aussi le veau se présente le derrière le premier; donnez-vous garde d'essayer de le retourner et de le faire venir autrement; si les pattes sont bien placées, c'est-à-dire qu'elles soient allongées dans le passage, ce vêlement n'est pas plus difficile que celui décrit ci-devant; si la vache ne vêle pas seule, c'est que le veau est trop gros ou que les tranchées ne sont pas assez fortes. Pour l'un ou l'autre de ces vêlements, il suffit d'attacher des cordes, comme nous allons l'indiquer ci-après pour le vêlage laborieux, puis de tirer sur lesdites cordes à plusieurs personnes. En faire mettre moins sur la corde de la mâchoire, que vous vous exposeriez à arracher.

VÊLEMENT LABORIEUX.

Il arrive fort souvent que le veau présente au passage sa tête ou ses pattes, et que l'une ou l'autre de ces parties se trouve renversée dans le bassin, ou pliée sous le veau; dans ce cas on s'y prendra de la manière suivante:

Il faut s'assurer si c'est le devant ou le derrière du veau qui se présente.

Si c'est le devant, que la tête se présente la première et que l'on ne trouve pas les pattes, on placera une corde de la grosseur du petit doigt dans la mâchoire inférieure du veau, ensuite vous pousserez la tête dans le corps de la mère pour faire avancer les pattes que vous attirerez au passage ayant soin d'y assujettir une seconde corde, vous faites tirer sur la corde de la tête jusqu'à ce qu'elle soit bien allongée sur les dites pattes; quand tout est bien préparé, placez deux hommes sur la dite cordes des pattes et un seul sur celle de la mâchoire, faites tirer chaque fois que la vache aura des tranchées; surtout ayez soin de maintenir vos cordes toujours tendues, sans tirer, pour attendre une nouvelle tranchée afin que le veau ne rentre pas de ce qu'il est sorti.

Quand c'est le derrière qui se présente et que les pattes sont pliées sous le corps, vous poussez le derrière afin d'avoir un membre à la fois, ce qui s'obtient en poussant fortement et faisant glisser graduellement la main le long du fémur, puis au jarret et au paturon, en attirant à soi toujours un peu; après quoi on prend la patte par le bas ayant soin de mettre l'ergot dans la paume de la main, de peur d'offenser la matrice. On attache une corde à la dite patte comme à celles de devant, vous repoussez la patte dans le corps de la mère pour faire approcher l'autre; suivez les mêmes principes que pour l'autre. Quand elles sont bien placées, mettez la dite corde aux deux pattes et tirez comme il est dit ci-devant.

Manière de passer les cordes.

Faites un nœud au bout, ensuite faites un nœud coulant, placez-le sur vos doigts et sur le pouce, en tenant l'autre bout avec l'autre main; introduisez la main comme nous l'avons dit, ouvrez la mâchoire du veau et faites glisser la corde dessus, puis tirez dessus avec la main qui est dehors le corps, afin de serrer de manière à ce qu'elle ne se dépasse pas; la corde s'introduit de la même manière pour la fixer aux pattes : on prend le bout de l'ergot (ou des ergots) dans le creux de la main; puis vous faites glisser la corde jusqu'aux paturons, vous tirez également sur l'autre bout qui est dehors pour la serrer.

Nota. — Il faut placer un bois au bout de chaque corde pour que les hommes aient plus de force et en mettre plus sur la corde des pattes que sur celles de la mâchoire.

Si quelquefois le veau était trop fort ou qu'il soit mort et enflé, s'il fallait employer une grande force et que l'on craigne que la mâchoire casse, ce qui arrive souvent, il faut le prévenir en plaçant à chaque œil un crochet ayant un trou pour attacher une corde.

Ces crochets seront faits comme le modèle que nous donnons, fig. 4.

Pour introduire les crochets on les tient allongés comme nous l'avons dit déjà ; on pose le pouce sur le bout qui se trouve allongé dans les doigts ; on l'introduit avec le bras comme il est expliqué ; posez la pointe du crochet dans le coin de l'œil, au bas, le plus près de l'os possible, appuyez avec les doigts sur le cintre du crochet, et avec l'autre main tirez sur le bout de la corde qui est hors du corps pour le faire entrer ; faites toujours bien attention que la pointe ne s'échappe pas, car elle endommagerait la vêlière, et causerait la mort à la mère. Quand vos crochets sont placés solidement, faites tirer comme il est dit ; ajoutez le nombre d'hommes nécessaire ; si malgré toutes ces mesures on ne peut faire venir le veau, parce qu'il est trop gros ou que la tête et les pattes ne peuvent passer ensemble, il faut faire l'opération suivante.

Opération.

Il faut faire lâcher la corde des pattes et maintenir celle de la tête. Poussez fortement le corps du veau dans celui de la mère, faites tirer sur la tête jusqu'à ce qu'elle soit sortie, faites retrousser les bords de la matrice par une personne qui la prend avec ses mains (observez qu'il faut qu'elles soient propres et les ongles courts, de peur de faire des égratignures); quand elle est bien retroussée, l'opérateur coupera la tête du veau à la jointure avec un couteau qui coupe bien, en laissant la peau plus longue que le tronçon du cou pour pouvoir la coudre, afin de ne pas laisser les os à découvert, ce qui pourrait déchirer la vêlière, on place un crochet, toujours accompagné d'une corde, dans une des jointures du cou, pas trop loin du bord, repoussez le corps du veau dans celui de la mère, replacez les pattes bien allongées et tirez comme il est dit. Quand l'opération est terminée, faites une bonne routie à la vache, et une heure après on lui fait prendre une boîture légère de son de froment, blanc de poireau, un peu de levain et quelques feuilles de chou, le tout bouilli ensemble; réitérez deux ou trois fois dans vingt-quatre heures. Il faut s'assurer que la vache ne pousse pas la vêlière ou matrice, la tenir chaudement et visiter souvent l'intérieur de la matrice ou vêlière pour voir s'il ne se forme pas de chancres, comme il est dit à cet article (page 68).

Il arrive aussi quelquefois qu'une vache

n'est pas dilatée, c'est-à-dire qu'il n'y a pas de passage; il est même impossible d'y passer deux doigts. Dans ce cas, il faut la dilater de force, ce qui se fait de la manière suivante :

Il faut faire chauffer de l'eau, se laver le bras qu'on doit introduire dans le corps de la vache, après s'être graissé les doigts avec de l'huile. On introduit les doigts l'un après l'autre dans ledit passage en les faisant tourner et les enfonçant peu à peu, de manière que l'on finit par y passer la main, puis le bras, une patte du veau et ainsi de suite. Quand on voit que le passage est assez grand, on fait vêler comme il est expliqué ci-devant.

NETTOYER OU FAIRE NETTOYER.

Faire nettoyer consiste à donner le breuvage suivant deux fois en vingt-quatre heures, et réitérer trois jours de suite s'il est besoin.

Breuvage.

Vieux levain...............	500 grammes.
Thériaque.................	50 —
Cidre ou poiré bonne qualité.	1 litre 1/2.

Délayez le tout ensemble bien exactement, administrez comme il est dit; ensuite quand la délivrance est apparente, même quand il n'y en aurait qu'un peu, on y attache une ficelle et de l'autre bout un sabot par le talon; chaque jour on met dans le dit sabot une petite pierre pour le faire tomber, ce qui arrive en peu de temps.

Nettoyer consiste à fendre un morceau de bois d'un demi-mètre de long par la moitié, sans le fendre jusqu'au bout ; on place le cordon de la délivrance dans le milieu de la fente, on l'entortille autour ; quand on est près de la vêlière, on fait marcher ses mains et le bois comme on fait marcher un crible pour nettoyer du grain, en tirant légèrement dessus pour la détacher des hérissons et la faire sortir tout doucement.

Nota. — Cette dernière opération ne doit se faire que neuf jours après que la vache est vêlée, avant ce serait l'exposer à la mort. J'ai vu des praticiens commettre cette imprudence, il en est presque toujours arrivé des suites graves, parce que la délivrance est attachée au hérisson, et n'étant pas consommée il faut tirer trop fort pour l'avoir, ce qui peut en rompre quelques-uns et causer la mort. Il y en a aussi qui délivrent à la main, cela est aussi très-dangereux et donne des tranchées considérables à l'animal. Le plus sage est donc de suivre ma méthode qui m'a toujours très-bien réussi.

VACHES QUI POUSSENT LA MATRICE APRÈS LE VÊLAGE,

OU L'UTÉRUS

QUAND ELLES PORTENT LEUR VEAU.

Il arrive souvent après un vêlage laborieux que, par manque de précaution, une vache pousse la matrice. On devra prendre les mesures suivantes pour éviter ce grand malheur.

Sitôt le veau venu on devra veiller la vache au moins vingt-quatre heures, au bout desquelles elle doit être délivrée; avoir soin de lui tenir le derrière plus haut que le devant, lui faire une bonne paille blanche et lui donner très-peu à manger; le meilleur est de donner des boîtures de son de froment bouilli et de quelques feuilles de chou également bouillies. Si elle se couche et qu'elle a des tranchées trop fortes, on la fera lever pour éviter qu'elle jette la matrice dehors. Si, malgré toutes ces précautions, cet accident arrivait, il faudra s'y prendre de la manière suivante pour la faire rentrer.

Opération.

Quand la matrice est hors du corps de la vache, il faut d'abord la mettre dans un linge bien blanc; on fait tiédir de l'eau, on la lave bien afin de retirer la saleté qu'il y a après, on l'essuie avec un autre linge pour la sécher.

Si la vache est debout, on fera tenir le linge dans quoi est la matrice par une personne qui suivra tous les mouvements de l'animal pour ne pas causer de tiraillement ni déchirer la matrice pendant le temps qu'on la lave, ensuite on retire la délivrance, et on fait rentrer de la manière suivante :

Si l'animal est couché, passer un drap sous le derrière de la vache; on place deux hommes de chaque côté du drap, on fait lever le derrière le plus haut possible.

L'opérateur fait rentrer la matrice en la poussant dans le corps avec les mains, en tenant les doigts les uns près des autres, les ongles coupés très-courts, de peur d'endommager la matrice; quand celle-ci est rentrée on l'accompagne avec le bras pour la repousser à sa place, on retire le bras, on serre la vulve (bord de la matrice) avec les mains, on fait lever l'animal et on le bride de la manière suivante :

Manière de brider.

On prend un guide en corde ou une corde à étendre le linge de quatre à cinq mètres de long, on la ploie par la moitié, on met le milieu sur le cou de la vache, on passe chaque bout entre la poitrine et les épaules, on vient faire un double nœud derrière les épaules, on l'allonge sur les reins, on fait un autre double nœud à l'endroit des rognons, on allonge les deux bouts jusque sous la queue, on fait encore un double nœud, on en fait un autre entre le haut de la matrice et l'anus, et un autre au bas de la matrice, assez serré pour bien la pincer, on passe un bout de la dite corde entre le pis et les cuisses, de chaque côté, que l'on attache à la dite corde sur les reins, ayant soin de serrer ni peu ni trop, mais bien de manière à ce que les deux lèvres de la vulve soient bien pincées entre les deux cordes; il faut aussi faire attention qu'elles ne glissent pas. Si cela arrivait, il faudrait les ramener avec les doigts; si malgré ce bandage l'animal faisait de trop grands efforts pour pousser, on lui mettra sur le dos un sac dans lequel on mettra un peu de sable pour lui ôter des forces et on la laissera ainsi trois à quatre jours.

Quand la vache est debout, on lave la matrice et on la fait rentrer, on retire la délivrance ou délivre comme ci-devant et on la bride de la même manière; mais il faut lui faire une pesée sur le dos avec un gros bâton placé à travers et un homme à chaque bout qui appuie assez fortement pour faire baisser le dos de la vache, lui retirer des forces et l'empêcher de pousser; après quoi on fait ce qui est dit ci-devant. On tient l'animal à une demi-diète.

Pour celles qui poussent l'utérus.

Les vaches qui poussent l'utérus (ou ros) ont la matrice basse, large et ouverte, les cimiers également larges. Cela provient de la faiblesse de complexion ou quelquefois par suite d'une marche forcée.

REMÈDE.

Il faut faire une bonne saignée à la jugulaire, tenir le derrière le plus haut possible et le devant bas. Si cela arrivait trop souvent, malgré les précautions que nous venons de citer, il faudra la brider ou lui mettre un sac avec du sable comme il est dit ci-devant.

Nota. — Beaucoup de nourriciers appréhendent ces sortes de vaches pour l'époque du vêlement; j'en ai rarement vu faillir en prenant les précautions comme nous venons de l'expliquer. Elles vêlent ordinairement seules et avec facilité, parce que le passage est grand.

MORT SUBITE.

Il arrive dans certains endroits que les bœufs ou vaches meurent subitement, ce qui est occasionné par une eau rousse qui se trouve dans la taie du cœur et l'engloutit; il faut avoir soin de faire ouvrir la première morte et d'en faire la visite bien attentivement; si on reconnaît ce mal, on soignera les autres de la manière suivante, quoiqu'elles ne paraissent pas malades.

REMÈDE.

Il faut faire une bonne saignée à la jugulaire et le lendemain donner le breuvage que nous avons indiqué pour le préservatif des maladies (page 14).

Manière de faire prendre les breuvages.

On place un homme du côté gauche, longeant le cou de l'animal; il passe le bras droit entre les deux cornes, prend les naseaux en mettant les doigts et le pouce dedans; puis il place la main gauche sur la corne gauche, lève le mufle en l'air en appuyant fortement sur la corne. Celui qui fait prendre le breuvage passe les doigts de la main gauche dans la gueule pour en saisir la langue qu'il tire légèrement sur le côté, puis on entonne le dit breuvage.

Nota. — Quand on fait prendre un purgatif, il faut lever la tête moins haut que pour les autres breuvages. Il est aussi urgent de le faire prendre à plus petites gorgées.

Il faut faire attention que l'urine dont on se servira, vienne d'une personne saine et qui n'ait jamais eu de mal vénérien, parce qu'alors il pourrait s'en suivre une aggravation dans la maladie qui pourrait même occasionner la mort.

A défaut d'urine on peut employer le vin blanc ou bon poiré.

VICES RENDABLES OU RÉDHIBITOIRES.

Renversement de l'utérus (ou matrice) après le départ de chez le vendeur.

Taurelières, fréquemment en amour, qui appellent le taureau.

Pomelières, dont les poumons sont attachés au côté.

Mal caduc, qui tombe du haut mal.

Pissement du sang au moment de l'achat ou de la livraison.

Celles qui meurent dans les vingt-quatre heures après la livraison sont aussi au compte du vendeur si la maladie est antérieure à la vente.

Nota. — Dans tous les vices rédhibitoires ou rendables, l'acheteur a neuf jours de recours non compris le jour de la livraison, à l'exception du mal caduc qui a trente jours.

IIe PARTIE

DES CHEVAUX

DE L'AGE.

A six mois, ils ont quatre dents de lait, à un an ils ont six dents de lait, à deux ans les pinces et les mitoyennes sont rasées, à trois ans sortent les pinces de remplacement, à quatre ans les mitoyennes sortent, à cinq ans les coins sont sortis, à six ans le bord interne des pinces est à la hauteur du bas externe, à sept ans les mitoyennes sont rasées, et à huit ans les coins; de neuf à dix ans les dents sont tout-à-fait rasées et prennent une forme triangulaire, puis à douze ans finissent par s'arrondir jusqu'à quinze ans; à partir de cet âge, il est difficile de s'y reconnaître, à moins d'y être exercé.

CASTRATION.

Les chevaux se castrent de quatre manières à ma connaissance, et cependant je dois conseiller de ne faire usage que d'une, qui est la moins dangereuse et la plus en pratique, celle du *Casseau*.

La première, par la torsion, qui consiste à tordre les testicules jusqu'à ce qu'ils cassent;

La seconde, par le feu, qui consiste à faire rougir un fer et à brûler les cordons pour les couper;

La troisième, par ligature, qui consiste à lier fortement les cordons avec une petite ficelle ou plusieurs fils doubles qu'on a soin de bien cirer;

Et la quatrième, par le casseau, qui consiste à faire une pression sur les cordons avec lesdits casseaux, après avoir été préparés de la même manière que nous l'avons indiquée pour la castration des taureaux (Ire partie, 4e coupe, page 10); après quoi on s'y prend de la manière suivante :

Il faut placer des entraves à chaque pied de devant, puis au pied gauche de derrière où sera assujettie une plate-longe; ensuite passez ladite plate-longe dans l'anneau de l'entrave du pied gauche de devant et dans celui du pied droit; puis mettez une autre plate-longe au pied droit de derrière, bien assujettie, la passer par dessus le cou de l'animal; après quoi placer un homme à la tête; couvrir les yeux du cheval avec un tablier de peur d'accident, ensuite placez trois autres hommes sur la grande plate-longe, c'est-à-dire celle qui tient aux trois pieds. L'opérateur s'empare de ladite plate-longe qui est passée par dessus le cou, il donne le commandement de tirer en exécutant lui-même son commandement; quand le cheval est abattu, il lui fait tirer fortement la tête en arrière par l'homme qu'on y a placé, en lui faisant mettre le pouce dans la bouche, près des barres de la mâchoire inférieure et en saisissant ladite mâchoire à pleine main pour avoir plus de force; puis il fait retirer un homme de la grande plate-longe qui lui servira pour placer les casseaux et en même temps pour l'aider à assujettir la petite plate-longe qui doit servir pour allonger la jambe droite bien au long du corps, afin de donner toute facilité d'opérer.

Opération.

Prenez le testicule gauche entre les deux premiers doigts de la main gauche, faites une légère pression sur le cordon au ras du testicule, afin de faire tendre la peau du sac, après quoi faites avec le bistouri une ouverture longitudinale de huit à neuf centimètres au testicule; ne coupez pas la troisième peau, qui se nomme périoste, parce qu'alors le testicule n'aurait plus rien pour le soutenir, ce qui cau-

noroit de grands tiraillements dans les cordons
(ceci s'appelle couper à rognons couverts); ensuite, avec les doigts de la main droite, détésez
le testicule du sac en le faisant sortir; puis
faites l'application desdits casseaux comme il
est expliqué pour les taureaux (4ᵉ coupe,
Iʳᵉ partie, page 10); faites de même pour le
testicule droit. Quand l'opération est terminée
détachez l'animal, donnez une bonne saignée
à la jugulaire, jetez-lui de l'eau à la croupe et
promenez-le deux heures; levez les casseaux
au bout de 72 à 96 heures, après quoi si vous
êtes à même de pouvoir le mettre dans l'eau de
rivière, mettez-le devant la roue d'un moulin,
ou à l'endroit où l'eau coule le plus fort, et ce
quinze ou vingt jours, époque à laquelle on
pourra le faire travailler.

Nota. — Pour les abattre, il faut faire une
litière très-épaisse.

DES SAIGNÉES.

Le cheval ne se saigne que de quatre manières différentes :

La première à la jugulaire ;

La seconde aux veines de l'éperon ;

La troisième au plat des cuisses ;

Et la quatrième aux veines des ars.

Ces saignées se pratiquent de la même manière que pour les bœufs et vaches. On se

sert de la plus petite flamme et il faut mieux mesurer son coup, parce que les veines ne sont pas aussi fortes ni le cuir aussi épais.

Pour saigner à la jugulaire, on ne se sert pas de ficelle pour faire paraître la veine; elle se fait paraître par le moyen d'une pression sur la veine avec les deux derniers doigts de la main gauche, ce qui n'empêche pas de tenir la flamme avec le pouce et les deux premiers doigts. Placez ladite flamme longitudinalement sur la veine en tenant la pointe un tant soit peu en l'air plutôt qu'en bas; puis frappez et épinglez comme pour les bœufs et lavez de suite la saignée avec de l'eau fraîche.

La saignée de l'éperon consiste à couper la veine de l'éperon transversalement avec la plus petite flamme. Frottez cette veine avec la main pour la faire paraître, placez la flamme; frappez comme il est dit, épinglez et lavez la saignée deux fois dans la journée.

La saignée du plat des cuisses se fait exactement comme celle des bœufs et vaches (Voyez cet article, page 16).

La saignée des ars se pratique au-dessus de la châtaigne, à environ six centimètres du coffre. Elle consiste à couper la veine transversalement avec une flamme, en ayant soin de ne pas attaquer les os du bras qui en sont très-voisins; épinglez et lavez deux ou trois fois dans la journée.

AMPUTATION DE LA QUEUE.

L'amputation de la queue ne se fait que pour rendre le cheval plus élégant et plus léger. Elle se pratique de deux manières :

1° Pour mettre à l'anglaise, ce qui distingue les chevaux de luxe;

2° En coupant quelques nœuds, selon la volonté de son propriétaire, pour le rendre plus dégagé, car réellement une queue qui resterait dans son naturel serait nuisible aux mouvements de l'animal et traînerait dans la boue.

Comme la première amputation demande toutes les précautions d'un homme exercé, je crois ne devoir donner que l'amputation simple.

Opération simple.

Il faut dégager les crins à l'endroit où l'on veut couper la queue en ayant soin de les retrousser, puis vous en faites plusieurs tresses que vous laissez pendantes; placez une plate-longe au pied gauche de derrière, que vous passez par dessus le cou du cheval; tirez ledit pied en avant, puis arrêtez la plate-longe; après quoi cherchez les joints, placez ladite queue sur un gros morceau de bois d'une hauteur convenable, ou sur une barrière, ce qui vaut beaucoup mieux; placez une hache ou tout autre outil bien tranchant sur le milieu du nœud que vous voulez couper et frappez un fort coup de maillet sur la hache ou sur l'outil, pour couper la queue bien nette ; ensuite laissez saigner suffisamment, c'est-à-dire ce que vous penserez que le cheval aura besoin de perdre de sang. Pendant ce temps, vous aurez fait rougir un fer avec lequel vous brûlerez les chairs tout autour de l'os, en prenant bien garde d'y toucher, et ce, jusqu'à ce que l'animal ne saigne plus.

Nota. — Tous les vétérinaires, maréchaux, ou toute autre personne de l'art ont des outils à cet usage, qui sont nommés guillotine et brûle-queue. Comme il serait trop dispendieux à un propriétaire qui n'a qu'un cheval à surcouer de temps à autre, de faire l'achat de ces outils, j'ai cru devoir donner le moyen le plus simple.

DES SÉTONS.

Le séton se place sur toutes les parties du corps des chevaux, où il y a des apostumes, des enfles, ou nécessité d'établir une suppuration pour tirer des humeurs, comme par exemple les écarts, la gourme, la fourbure ; on en met aussi par précaution quand on présume que l'animal a des humeurs internes ou qu'il est gêné par le sang. Il fait, dans certains cas, autant d'effet qu'une saignée secondée par une purgation.

6.

OPÉRATION.

Les sétons se passent avec une aiguille qui porte le nom d'aiguille à séton, que l'on trouve chez tous les couteliers ; prenez un mètre de gros filet de tablier en fil, ployez d'un bout le filet en plusieurs doubles de la longueur de quatre à cinq centimètres, faites deux nœuds dessus pour l'arrêter, enfilez l'autre bout dans le chas de votre aiguille, puis, avec un bistouri, faites une petite ouverture à la peau à l'endroit où vous voulez poser le séton ; passez la lame de l'aiguille, le cintre du côté de la peau ; puis enfoncez dans ladite ouverture, bien droit entre cuir et chair toute la longueur de votre aiguille, ayant soin de ne pas prendre de viande ; après quoi faites sortir l'aiguille quand elle est assez enfoncée, en lui faisant percer la peau à l'autre extrémité, ce qui est facile en levant la pointe de ladite aiguille du côté de la peau ; faites-la sortir par ce dernier trou en amenant avec elle le filet qui doit sortir par le bout où il n'y a pas de nœud ; faites un nœud comme à l'autre bout et conservez environ seize centimètres de filet pendant par un des bouts ; laissez ainsi trois jours, époque à laquelle l'enfle sera formée ; lavez deux fois par jour en été et une fois en hiver avec de l'eau de vaisselle et graissez chaque fois avec de l'onguent basilicum dit suppuratif, et ce, quinze ou vingt jours, si c'est un séton de précaution ; si, au contraire, on l'a mis par urgence, on le laissera tant qu'il y aura des humeurs.

PANSEMENT DES CHEVAUX
ET MANIÈRE DE LES PRÉSERVER DES MALADIES.

Le pansement des chevaux doit se faire deux fois par jour, le matin et le soir :

1° Le matin, il faut relever la paille et enlever le fumier, ne laisser sous eux qu'une demi-litière dans le jour ; le soir, il faut encore enlever le fumier qu'ils ont fait dans la journée, puis rabattre la paille et en mettre de la fraîche par dessus ;

2° Il faut, aussitôt avoir fait ce que nous venons de décrire, bien les étriller, les brosser, les bouchonner avec un bouchon de paille, les épousseter, les laver avec une éponge. On commence par laver la bouche, les naseaux, les yeux, les oreilles, la crinière, le fondement, les parties génitales et la queue ; leur peigner la crinière et la queue.

Quant aux chevaux de trait, comme ils ont le cou beaucoup plus charnu que les chevaux de selle et de cabriolet, étant plus exposés d'être échauffés sur cette partie par le frottement réitéré du collier, il leur vient très-souvent des échauffements dans les plis du cou, qui gagnent bientôt toute la crinière et même le garrot si on n'a pas soin d'y avoir l'œil chaque jour; pour prévenir cet accident, il faut, sitôt qu'on s'aperçoit du plus petit échauffement, le laver d'abord avec de l'urine, puis y mettre un peu de fleur de soufre chaque jour; il est aussi du premier devoir du conducteur de s'assurer si son cheval ou ses chevaux sont bien équipés et bien attelés, voir si les harnais ne les blessent pas, si leurs traits ne sont pas inégaux, ce qui pourrait occasionner des blessures.

Pour les préserver des maladies, il ne suffit pas de les tenir proprement, quoique ce soit un des points principaux : il faut encore les mener avec douceur, ne pas leur faire faire des courses trop longues ni leur mettre trop de charge; un cheval de selle ou de cabriolet peut marcher trois heures sans rien prendre et la moyenne de sa course ne doit pas s'étendre au-delà de quinze lieues. S'il faut qu'il fasse un voyage un peu long cependant, pour un jour, on peut lui faire faire vingt et même vingt-cinq lieues; il ne faut pas le faire recommencer le lendemain.

Le cheval de trait peut marcher cinq à six heures sans rien prendre : la moyenne de sa marche est de dix lieues par jour. S'il faut qu'il fasse un long voyage on peut au besoin lui en faire faire quinze pour un jour ou deux.

Observez que les mauvais traitements, les courses prolongées, les surchargements, la mauvaise nourriture, le manque de soin, les sueurs rentrées, les coups d'air, les chutes, l'eau trop crue et prise en quantité, les écuries basses et humides, sont les principales causes des maladies. Quand un cheval est en sueur il faut se garder de l'exposer à l'air ; il faut, au contraire, bien le bouchonner, le couvrir et le laisser souffler au moins un quart-d'heure sans rien lui donner à manger, de même qu'il ne faut pas lui donner à boire avant qu'il n'ait mangé un peu de foin.

Il est aussi de première urgence de les mettre au vert quinze à vingt jours chaque année au mois de mai ou, à défaut de vert, on leur passera un séton sous le ventre, puis on leur donnera la purgation suivante :

Nota. — Réitérez cette médication au mois de septembre.

Purgation.

Aloès des Barbades	20 grammes.
Sulfate de soude...........	125 grammes.
Anis en poudre	15 grammes.
Eau chaude...............	1 litre.

Faites fondre le sulfate de soude et l'aloès dans l'eau ; administrez en deux fois à deux heures d'intervalle.

Pour ces animaux je ne conseille pas les saignées, étant beaucoup plus faciles à purger que les bœufs, parce qu'ils n'ont qu'un estomac. Le séton et la purgation leur conviennent mieux que les saignées que l'on ne doit employer que dans les cas urgents.

TRAITÉ DES MALADIES

Observation de l'auteur. — Ces animaux étant plus difficiles à traiter que l'espèce bovine, par leur délicatesse, je ne donnerai dans cette partie que quelques médications qui m'ont le plus souvent réussi, afin de mettre les propriétaires à même de donner les premiers soins, en attendant qu'ils puissent avoir recours à un vétérinaire ou à toute autre personne de l'art.

MALADIES DES YEUX.

FLUXION PÉRIODIQUE.

Maladie très-grave, qui a pour première cause l'hérédité; les lieux bas, humides, marécageux; des aliments secs et durs; les coups d'air, les coups sur cette partie et même les coups de collier donnés avec trop de rapidité; elle se reconnaît en ce que les yeux sont larmoyants; il se forme un nuage épais qui ternit l'œil, qui met l'animal dans l'incapacité de se conduire, s'il en est atteint aux deux yeux.

MOYEN CURATIF.

Saignée au plat des cuisses ou amputation de la queue, puis lotionnez les yeux ou l'œil avec ce qui suit :

Lotion.

Mouron rouge................	1 poignée.
Plantin.....................	1 poignée.
Séneçon	1 poignée.
Lierre terrestre (traînant).......	1 poignée.
Eau	1 litre.

Pilez les substances ci-devant les unes après les autres sans en perdre le jus ; mettez-les infuser dans l'eau quelques heures ; passez à travers un linge et lotionnez trois fois par jour; en même temps donnez le purgatif qui suit :

Purgatif.

Rhubarbe	30 grammes.
Sel d'Epsum	125 grammes.
Eau de son................	1 litre.

Mettez la rhubarbe et le sel d'Epsum dans l'eau ; administrez en une fois, le matin, à jeûn, deux jours de suite.

Nota. — Quand ce mal est héréditaire, il est rare qu'on puisse obtenir guérison.

COUP DE SANG.

(Voyez cet article, Ire partie, page 30).

COUPS OU MEURTRISSURES.

(Voyez cet article, Ire partie, page 29).

DES TAIES.

Les taies se forment le plus souvent à la suite des accidents que nous venons de décrire, elles se reconnaissent en ce qu'elles couvrent l'œil ou une partie, ce qui fait que l'œil reste terne.

MOYEN CURATIF.

Il faut lotionner l'œil (ou les yeux) deux fois par jour et en laisser tomber quelques gouttes dans l'œil.

Lotion.

Fleurs de rose rouge.........	1 poignée.
Sulfate de zinc..............	4 grammes.
Iris de Florence.............	15 —
Eau bouillante..............	5 décilitres.

Mettez les fleurs de rose dans l'eau bouillante à infuser jusqu'à froid, passez à travers un linge, ajoutez les autres substances, lotionnez comme il est dit, ayant soin d'agiter le vase chaque fois et laissez des compresses mouillées sur les paupières; si toutefois on voyait que la taie ne se mange pas assez vite on soufflera dans l'œil la poudre qui suit :

Poudre.

Alun calciné................ 15 grammes.

Coupez une plume d'oie par les deux bouts, mettez une pincée de cette poudre dans ladite plume et soufflez dans l'œil malade une fois par jour.

MALADIES EXTERNES.

GALE OU FARCIN.

La gale et le farcin ont pour cause, l'âcreté du sang, les mauvais aliments, la malpropreté, etc.; on traite ces deux maladies de la même manière.

MOYEN CURATIF.

Il faut commencer par faire une bonne saignée à la jugulaire, puis laver partout où on apercevra des boutons avec ce qui suit, afin d'enlever les croûtes et de les mettre à vif avant de graisser avec l'onguent que nous allons indiquer.

Eau pour laver.

Cendres de sarments de vigne.	5 jointées.
Potasse	500 grammes.
Eau	15 litres.

Faites bouillir la cendre dans l'eau, passez à travers un linge, ajoutez la potasse et frottez partout où il sera besoin avec un bouchon de paille.

Onguent.

Poudre à tirer	50 grammes.
Cantharides en poudre	30 —
Soufre en poudre	30 —
Sel de cuisine	60 —
Huile de cade	60 —
Graisse de porc	500 —

Faites fondre la graisse au bain-marie, ajoutez le soufre quand elle est fondue, mêlez bien exactement; ajoutez l'huile de cade, remuez encore; quand tout est bien mêlé retirez du feu, ajoutez les autres substances les unes après les autres et remuez jusqu'à froid, puis graissez bien partout au soleil ou au feu deux fois en trois jours seulement, puis le cinquième jour passez un séton sous le ventre.

Nota. — Comme cette maladie se communique à l'homme, il faut se munir de gants de peau pour faire ces frictions.

EAU AUX JAMBES.

Cette maladie se manifeste par un suintement sur le pied des chevaux, des ânes et des mulets, elle paraît presque toujours avoir pour cause la malpropreté, mais une indisposition précède toujours cette maladie.

MOYEN CURATIF.

Il faut faire passer un séton sous le ventre et purger le malade deux jours de suite avec ce qui suit :

Purgation.

Sel d'Epsum	125 grammes.
Séné	60 —
Eau	1 litre.

Faites bouillir l'eau, retirez du feu, mettez les substances à infuser dedans quelques heures et administrez dans une fois le matin à jeûn. Après quoi on lotionnera les parties malades avec ce qui suit :

Lotion.

Chlorure de chaux	60 grammes.
Eau fraîche	2 litres.

Mettez le chlorure dans l'eau jusqu'à ce qu'il soit dissous, lotionnez deux fois par jour, et graissez chaque fois avec l'onguent suivant :

Onguent.

Sulfate de zinc.............	30 grammes.
Camphre en poudre	15 —
Onguent populeum	125 —

Mêlez le tout bien exactement et graissez.

MALANDRES OU SOLANDRES.

Les malandres et solandres sont des petites crevasses qui viennent au pli du genou et du jarret, elles débutent d'abord par une petite suppuration qui bientôt se forme en plaie.

MOYEN CURATIF.

Il suffit de les graisser deux fois par jour avec ce qui suit :

Graisse.

Huile d'olive...............	125 grammes.
Sel de saturne	30 —
Suif de mouton	125 —
Litharge d'or	30 —

Faites fondre le suif au bain-marie, quand il est fondu, ajoutez les autres substances les unes après les autres, mêlez et remuez jusqu'à froid.

ENCHEVÊTRURE.

L'enchevêtrure provient de ce que le cheval aura été mal attaché et qu'il se sera pris

les pieds dans sa longe; il suffit pour cet accident de graisser deux fois par jour avec ce
qui suit :

Graisse.

Vert de gris	30 grammes.
Vinaigre	30 —
Miel	60 —

Faites fondre le miel à un feu très-doux,
quand il est fondu, retirez du feu, ajoutez le
vert de gris, remuez jusqu'à ce qu'il soit bien
mêlé, versez le vinaigre et remuez jusqu'à froid,
puis employez.

Si toutefois il y avait beaucoup d'inflammation on y mettra le cataplasme suivant :

Cataplasme.

Racine de guimauve pilée	1 poignée.
Son de froment	1 —
Tête de pavot écrasée	1 tête.
Eau	1 litre.

Faites bouillir le tout dans l'eau, mettez les
substances sur un linge, puis appliquez sur la
partie malade.

Nota. — On peut aussi laver la plaie avec
cette eau et cela deux fois par jour.

EFFORTS.

Ce mal provient d'une mémarche, d'une
chute ou de toute autre circonstance de même

sorte; il ne diffère en rien des écarts, si ce n'est qu'il est dans les jointures.

REMÈDE.

Il faut graisser deux fois par jour avec ce qui suit :

Liniment.

Ammoniaque liquide	60 grammes.
Huile d'olive..............	125 —
Alcool camphré	30 -

Mêlez le tout ensemble et graissez comme il est dit; ayez soin d'agiter le mélange chaque fois; après quoi mettez les cataplasmes suivants :

Cataplasme.

Vieille argile (terre glaise)	3 jointées.
Vinaigre.....................	1 litre.

Faites bouillir le tout ensemble, étendez sur des étoupes et appliquez sur la partie malade et ce deux fois par jour, trois heures après avoir graissé.

FOULURE OU ENGORGEMENT DE NERFS.

Les foulures et engorgements proviennent de la fatigue, des courses réitérées et prolongées.

MOYEN CURATIF.

Onguent basilicum	60 grammes.
Huile de laurier.............	60 —
Styrax liquide...............	15 —
Cire jaune...................	30 —
Camphre en poudre..........	15 —

Coupez la cire par petits morcecux, faites-la fondre à un feu doux, quand elle est fondue ajoutez le basilicum, l'huile de laurier, le styrax ; quand le tout est bien fondu, retirez du feu ; ajoutez le camphre, remuez jusqu'à froid et graissez deux fois par jour.

TUMEURS, LOUPES, ABCÈS ET APOSTUMES EN GÉNÉRAL.

Voyez cet article (1re partie, page 70).

VESSIGONS ET MOLETTES.

Les vessigons viennent au jarret ; ils se manifestent par une grosseur molle de la grosseur du pouce et viennent quelquefois gros comme un œuf si on n'y porte pas remède ; quelquefois ils se montrent à l'intérieur et à l'extérieur du jarret (ce qui se nomme vessigons traversières). Sitôt qu'on s'en aperçoit, il faut les graisser avec l'onguent suivant :

Onguent.

Onguent mercuriel double....	60 grammes.
Savonule de potasse..........	15 —
Huile de laurier.............	30 —
Sublimé corrosif	30 —
Cire jaune...................	15 —

Faites fondre ces substances ensemble à un feu très-doux, à l'exception du sublimé que vous ajouterez en retirant du feu; quand le tout sera bien fondu, remuez jusqu'à froid et graissez deux fois par jour; si toutefois ils ne disparaissent pas avec cet onguent, le plus sage moyen est d'y mettre le feu.

Quant aux molettes, elles sont occasionnées par les mêmes motifs, aussi emploie-t-on le même traitement; elles se manifestent au-dessus du boulet le long des nerfs et du canon; ce sont des petites grosseurs molles, un peu longues qui augmentent assez promptement et finissent par faire boîter l'animal.

ÉCART.

L'écart est une claudication des muscles de l'avant-bras; les coups, les chutes, les glissades, etc., sont les causes de cet accident qui le plus souvent est très-grave.

MOYEN CURATIF.

Il faut donner une bonne saignée à la veine de l'ars, puis passer un séton qui parte de l'omoplate (épaule) qui vienne passer sur la pointe de la dite omoplate, repasser entre le coffre et l'épaule et ressortir près du coude; après quoi on frictionne l'épaule avec la composition suivante :

Friction.

Huile d'aspic.............. 160 grammes.
Huile de pétrole........... 125 —

Mêlez ces deux huiles ensemble et frictionnez deux fois par jour.

Autre remède.

Teinture de cantharides..... 500 grammes.

Faites trois frictions de cette teinture en trois jours, ce qui n'empêchera pas de frictionner avec l'autre composition le jour qu'on ne se servira pas de la teinture.

MAL DE GARROT.

Le mal de garrot est occasionné par les foulures de collier ou de sellette; il se manifeste par une inflammation sur le garrot qui grossit promptement et finit au bout d'un certain temps par tourner en matière.

MOYEN CURATIF.

Il faut, dès qu'on s'en aperçoit, frictionner l'enfle avec ce qui suit; cela devra suffire pour la faire disparaître.

Friction.

Vinaigre de vin .... 5 décilitres.
Sel de cuisine.............. 2 jointées.
Blanc d'Espagne (craie)...... 1/2 pierre.
Eau fraîche .... 2 décilitres.

Faites fondre le sel dans l'eau, mettez le vinaigre à chauffer, quand il est bien chaud, ajoutez le blanc d'Espagne, remuez jusqu'à ce qu'il soit bien mêlé, ajoutez l'eau salée, remuez encore bien le tout, frictionnez l'enfle pendant que c'est bien chaud et réitérez trois jours de suite.

Si l'enfle ne disparaît pas, on frictionnera avec l'onguent indiqué pour les vessigons et molettes (voyez cet article, page 143).

Nota. — Si toutefois on ne parvient pas à faire dissoudre l'inflammation avec ce qui est indiqué ci-devant, il faudra en venir au feu ou à une opération; mais comme ceci demande beaucoup de circonspection, il faudra avoir recours à un vétérinaire ou à toute autre personne de l'art pour faire l'opération convenablement.

ÉPAULES DÉMONTÉES, DÉBOITÉES ET CUISSES DÉMISES.

Voyez ces articles (1re partie, pages 95 et 98).

RUPTURE.

Les ruptures se réduisent de la même manière que nous l'avons indiqué pour les bœufs et vaches. On prépare l'appareil de la même manière à l'exception de l'emplâtre duquel on ne fait point usage; on le remplace par une compresse double trempée dans l'eau-de-vie camphrée et d'une bande de deux mètres de long par dessus la dite compresse, après quoi les éclisses et l'autre bande de trois mètres.

Nota. — Il faut renouveler cet appareil tous les six à huit jours et panser de la même manière que nous venons de l'indiquer, et cela pendant quarante jours au bout desquels vous leverez l'appareil et frictionnerez avec l'onguent indiqué à cet article (1re partie, page 99).

MALADIES INTERNES.

GOURME.

Cette maladie est particulière aux jeunes chevaux; il est rare qu'ils ne payent pas tous ce tribut. Elle se manifeste par une petite toux sèche qui part de la poitrine, le manque d'appétit, la tristesse, l'abattement des yeux, la rougeur interne des naseaux, sont les premiers symptômes de cette maladie, puis vient un écoulement de mucosités par les dits naseaux, ensuite les ganguillons paraissent sous l'auge; ces ganguillons grossissent et viennent souvent en matière et sont très-sensibles quand on y touche.

MOYEN CURATIF.

Il faut passer un séton au poitrail ou sous le ventre, ou un à chaque endroit si cela est urgent; tenir le malade bien chaudement, puis lui donner pour boisson ce qui suit :

Boisson.

Chenevis écrasé...............	2 poignées.
Pousses de genièvre...........	2 —
Eau	6 litres.

Faites bouillir le tout ensemble, passez à travers un linge, donnez dans une seule fois et réitérez trois fois par jour. Après quoi on mettra dans de l'avoine ou du son tous les matins, à jeûn, ce qui suit :

Romarin, coupé menu........	1/2 poignée.

Mêlez avec l'avoine ou le son et réitérez tant qu'il sera besoin, en même temps on purgera l'animal deux fois en quatre jours avec ce qui suit :

Purgation.

Aloès des Barbades..........	30 grammes.
Miel ou mélasse............	125 —
Eau chaude................	1 litre.

Faites fondre l'aloès dans l'eau, quand il est fondu, ajoutez le miel, faites fondre également et administrez dans une seule fois, à jeûn, et réitérez le quatrième jour.

Observez de ne pas mettre de romarin dans l'avoine les jours que vous purgerez ; il faut graisser les ganguillons avec de l'onguent basilicum chaud, deux fois par jour, puis mettre une peau de mouton sous la ganache, du côté de la laine pour tenir chaudement, puis promenez l'animal une heure en hiver, à midi s'il ne pleut pas, et deux heures en été, une heure le matin et une heure le soir, ayant soin de bien le couvrir, puis quand les ganguillons sont en maturité on les ouvre avec un bistouri.

PLEURÉSIE.

Voyez cet article (Ire partie, page 26).

FLUXION DE POITRINE.

Les symptômes de cette maladie sont les mêmes que ceux de la pleurésie ; elle est occasionnée par les mêmes causes.

MOYEN CURATIF.

Saignée à la jugulaire, séton au poitrail et sous le ventre. En même temps donner les breuvages suivants :

Breuvage.

Kermès	30 grammes.
Poudre de réglisse	30 —
Poudre de guimauve	30 —
Poudre d'aunée	30 —
Miel, bonne qualité	125 —
Eau fraîche	3 litres.

Incorporez le miel dans une petite quantité d'eau, ajoutez les autres substances les unes après les autres avec les deux litres d'eau; après quoi, donnez en six portions à quatre heures d'intervalle, réitérez tant qu'il sera besoin, puis donnez pour boisson ce qui suit :

Boisson.

Farine d'orge...............	2 jointées.
Miel.....................	125 grammes.
Vinaigre	1 décilitre.
Eau chaude, de	4 à 5 litres.

Délayez la farine dans l'eau, puis le miel; quand il est fondu, ajoutez le vinaigre et donnez au malade; si dans soixante-douze heures il n'y a pas de mieux, on réitérera la saignée et on fera les sinapismes suivants pour appliquer chaque côté de la poitrine.

Sinapisme.

Farine de moutarde	250 grammes.
Gingembre en poudre	125 —
Farine de graine de lin	500 —
Sel de cuisine.............	2 poignées.
Vinaigre..................	2 décilitres.

Délayez le gingembre et la farine de lin dans une suffisante quantité d'eau bouillante jusqu'à consistance de cataplasme, étendez sur des étoupes, puis ajoutez le sel, la moutarde et le vinaigre, ayant soin de diviser le tout en deux parties, une pour chaque côté, appliquez en faisant tenir par un bandage et raser le poil à l'endroit où l'on veut les mettre.

FOURBURE.

La fourbure est occasionnée par des courses trop précipitées ou trop prolongées, les surchargements et l'excès de travail. On s'en aperçoit en ce que l'animal est triste, la bouche, la langue et les alvéoles sont blanches, les membres sont raides à un tel point que le malade n'ose bouger, parce qu'il a peur de tomber. Le plus souvent, elle n'attaque qu'une partie, soit les membres de devant ou de derrière et quelquefois aussi les quatre, alors elle est compliquée; l'excès d'avoine, le séjour dans l'écurie peuvent aussi occasionner ce mal.

MOYEN CURATIF.

Saignée à la jugulaire de quatre à cinq kilogrammes, réitérée quatre heures après s'il est besoin; en même temps passez un séton sous le ventre ayant soin de l'exciter en frottant le filet avec de l'essence de térébenthine, puis mettez sous chaque saignée soixante grammes d'essence de térébenthine, mêlez bien avec le sang, puis trempez un bouchon de paille dans le dit sang et frictionnez les membres malades

et le dessus des reins près des rognons; après
quoi faire déferrer les pieds malades et les
mettre jusqu'à la couronne dans ce qui suit :

Vieille argile (terre glaise)   quantité suffisante.
Sel de cuisine, de....... 2 à 4 poignées.
Eau fraîche, de......... 2 à 4 litres.

Mettez le sel dans l'eau, ajoutez l'argile, délayez un peu clair, mettez dans des linges,
puis posez les pieds malades dedans et réitérez toutes les six heures. Sitôt que le cheval
pourra marcher un peu on lui fera prendre
des bains de rivière, de mares ou d'étang, selon la proximité; donnez une demi-diète, eau
blanche pour boisson.

Nota. — Quand la fourbure est occasionnée
par l'excès de l'avoine ou le séjour à l'écurie,
il suffit de donner une saignée, de passer un
séton sous le ventre, de promener le malade
et de le passer à l'eau deux fois par jour.

ESQUINANCIE OU MAL DE GORGE.

On suivra le traité indiqué dans la première
partie (page 33). On saignera au plat des
cuisses ou aux veines de l'éperon.

HÉMORRHAGIE DU NEZ.

Voyez cet article (Ire partie, page 21)

INDIGESTION DE MANGER.

L'indigestion provient d'une abondance de nourriture ou quelquefois après avoir subi une longue fatigue; les symptômes de l'indigestion sont : la tristesse, la perte de l'appétit, et cependant les animaux ont toujours le ventre ballonné et plein de nourriture qui ne peut digérer.

Breuvage.

Aloès des Barbades	30 grammes.
Sel d'Epsum...............	125 —
Anis en poudre	15 —
Eau chaude........·........	1 lirre.

Faites fondre l'aloès et le sel d'Epsum dans l'eau; quand ils sont fondus, ajoutez l'anis, puis administrez dans une fois. Réitérez le lendemain s'il est besoin; en même temps on donne le lavement suivant :

Lavement.

Son de froment............	4 poignées.
Guimauve.................	4 —
Huile d'olive..............	125 grammes.
Eau......................	6 litres.

Faites bouillir le son et la guimauve dans l'eau, passez à travers un linge, faites quatre lavements ayant soin de diviser l'huile en quatre parties et d'en mettre un peu dans chaque lavement. Réitérez le lendemain et jours suivants s'il est besoin.

Nota. — Il faut promener le malade plusieurs fois dans la journée.

MAUVAISE EAU OU INDIGESTION D'EAU.

La mauvaise eau ou l'indigestion d'eau a, chez le cheval, les mêmes causes que chez les bœufs ou vaches; le traitement est le même, mais les doses sont moins fortes; aussi ai-je trouvé à propos de les donner ici. Hors cela, on suivra le même régime; il ne faut pas donner le breuvage indiqué au flux ordinaire où il entre de la thériaque.

REMÈDE.

Ail pilé......................	3 têtes.
Absinthe	1 poignée.
Poiré ou vin blanc...........	8 décilitres.

Mêlez le tout ensemble, laissez infuser une heure, administrez en deux fois.

AUTRE REMÈDE.

Sel de nitre..............	60 grammes.
Emétique, de	8 à 15 —
Miel	125 —
Son de froment	2 poignées.
Eau.....................	3 litres.

Faites bouillir le son dans l'eau, passez à travers un linge, faites fondre le miel, ajoutez le nitre et l'émétique; administrez en deux fois à trois heures d'intervalle; réitérez le lendemain s'il est besoin; tenez l'animal à la diète.

VERTIGO ABDOMINAL.

Le vertigo abdominal a, au premier début, à peu de chose près les mêmes symptômes que l'indigestion de manger, la différence est que l'animal tient la tête plus haute et se tient presque toujours au bout de sa longe, il se frappe la tête contre les murs comme s'il voulait se tuer, ceci provient de la réaction des intestins qui, étant trop douloureux, produisent une congestion au cerveau; l'animal a les yeux ternes, la respiration chaude et gênée et les flancs tendus. Quand la maladie est à son dernier degré l'animal chancelle en marchant et voit à peine à se conduire; en le dirigeant sur un mur, il se heurte la tête contre.

MOYEN CURATIF.

Promenade prolongée et réitérée, mais avant tout il faut administrer ce qui suit :

Lotion.

Huile de croton, de......	15 à 30 gouttes.
Eau de son de froment ...	5 décilitres.

Mettez l'huile dans l'eau de son et administrez dans une fois et réitérez le soir s'il est besoin, en même temps donnez les lavements suivants :

Lavements.

Sel d'Epsum................	125 grammes.
Sené....................	60 —
Eau bouillante.............	6 litres.

Versez l'eau bouillante sur les substances, laissez infuser une heure, puis admiuistrez en quatre fois à trois heures d'intervalle et réitérez le lendemain s'il est besoin.

Nota. — Il faut se donner garde de saigner dans cette maladie car on tuerait le malade.

VERTIGO ESSENTIEL.

Le vertigo essentiel est une altération du sang, une inflammation du crâne ou un **rétré-cissement du cerveau**. Cette maladie se reconnaît en ce que l'animal est comme fou et enragé ; il pousse la tête sur la mangeoire ou râtelier, se frappe la tête contre tout ce qu'il peut rencontrer et ne cherche qu'à se tuer ; il a une grande fièvre, la respiration chaude, les yeux rouges, les paupières gonflées.

MOYEN CURATIF.

Il faut faire une saignée de 4 à 5 kilog., et réitérer trois heures après s'il est besoin ; pas-

ser un séton de chaque côté de l'encolure,
mettre des sinapismes aux fesses, donner des
douches sur la tête, puis faire prendre le purgatif suivant une heure après la première saignée.

Purgatif.

Huile de croton, de......	30 à 60 gouttes.
Savon râpé............	20 grammes.
Eau chaude............	2 litres.

Faites fondre le savon dans l'eau, quand il
est fondu, ajoutez l'huile et faites prendre en
quatre fois à trois heures d'intervalle.

Nota. — Il faut avoir soin de bien boucher
le vase et d'agiter le mélange chaque fois qu'on
s'en servira. En même temps mettez les sinapismes suivants :

Sinapisme.

Farine de moutarde	250 grammes.
Gingembre en poudre.......	125 —
Farine de graine de lin......	500 —
Sel de cuisine.............	2 poignées.
Vinaigre	2 décilitres.

Délayez le gingembre et la farine de lin dans
uue suffisante quantité d'eau bouillante jusqu'à consistance de cataplasme, étendez sur
des étoupes, puis ajoutez le sel, la moutarde
et le vinaigre dessus, ayant soin de diviser le
tout en deux parties, une pour chaque fesse,

puis appliquez en faisant tenir par un bandage et rasez le poil à l'endroit où vous voulez les mettre.

Douches.

Placez le plus haut possible un petit baril plein d'eau fraîche auquel on adaptera un robinet au-dessus de la tête du malade. On aura soin de tenir ce baril plein, car tant que l'eau lui tombera sur la tête l'animal ne cherchera pas à se frapper; il faut aussi lui emprisonner la tête juste au-dessous du robinet avec des planches que l'on garnira de paille le plus épais possible et de l'attacher le plus court possible pour qu'il ne recule pas.

TRANCHÉES EN GÉNÉRAL.

Je vais donner ici trois remèdes qui, je puis l'affirmer, ne m'ont jamais manqué pour les tranchées quelles qu'elles soient, à moins qu'elles ne soient mortelles.

Premier.

Huile de rabette............ 500 grammes.

Faites chauffer l'huile dans une poêle à trois reprises différentes, aussi chaude que pour une friture, en laissant refroidir un peu chaque fois; après quoi faites prendre au cheval, tiède dans une fois, et laissez-le tranquille à l'écurie.

Second.

Urine d'homme........   8 décilitres.
Essence de térébenthine..   15 à 30 grammes.

Mettez l'essence dans l'urine ; agitez comme il faut et administrez dans une fois.

Nota. — Ce remède fait tousser le cheval une quinzaine, il ne faut pas s'en alarmer, il n'en résulte rien de fâcheux.

Troisième.

Camomille....................   2 poignées.
Eau bouillante...............   2 litres.

Versez l'eau sur la camomille, laissez infuser une demi-heure, passez à travers un linge et ajoutez ce qui suit :

Ether.....................   60 grammes.
Ammoniaque liquide........   30   —

Mettez l'éther et l'ammoniaque dans la décoction de camomille, agitez un peu et administrez en deux fois en une heure d'intervalle. Il faut avoir soin de bien boucher la seconde potion pour qu'elle ne s'évente pas.

Nota. — Remarquez bien que l'un ou l'autre de ces remèdes suffit ; cependant si dans un intervalle de deux ou trois heures les tranchées ne s'apaisent pas avec l'un des deux premiers remèdes, il faudrait avoir recours à ce dernier, et si elle ne lui cède pas, il faudra avoir recours à un vétérinaire ou à toute autre personne de l'art, quoiqu'il soit douteux qu'il sauve le malade. Il ne faudra pas s'étonner si la bouche devient enflée et si l'animal bave; il ne faut pas s'en alarmer, ce n'est que l'ammoniaque qui produit cet effet; il n'en résulte rien de fâcheux.

IIIᵉ PARTIE

DES MOUTONS

CASTRATION.

Les moutons se castrent de la même manière que les taureaux, mais seulement quand ils sont jeunes, c'est-à-dire lorsque les testicules ne sont pas assez forts pour les couper en bourses *(bistourner)*. On se sert de cendre en place de serviette, on saupoudre le testicule avec la dite cendre afin qu'il ne glisse pas dans la main et que la torsion ne s'échappe pas. Quant à la manière de détéser, etc., elle se pratique comme avec la serviette.

La quatrième coupe, qui est le casseau, ne se pratique chez ces animaux que quand ils ont deux ou trois ans, parce qu'alors les cordons sont très-durs, et l'une ou l'autre des autres coupes pourraient leur être fatales.

MANIÈRE DE PLACER LE MOUTON POUR CETTE OPÉRATION.

On fait prendre à un homme le mouton par les deux pattes de devant de manière à l'asseoir sur son derrière ; l'opérateur le prend par les pattes de derrière, il place un pied sur chaque patte au-dessous du jarret, ayant soin de n'appuyer que légèrement sur les dites pattes afin de ne pas les meurtrir, mais assez pour les tenir solidement. On suit les mêmes régimes que pour les taureaux (Voyez cet article dans la Iʳᵉ partie, page 8).

DES SAIGNÉES.

On ne saigne ces animaux que de quatre manières :

1° A la jugulaire ;
2° A la veine des yeux (larmier) ;
3° Aux oreilles ;
4° Et à la queue.

La première se pratique au moyen d'une ligature au cou près des épaules avec une ficelle, puis on se sert de la plus petite flamme et même on garnit la lame avec du fil pour retirer de la longueur. Placez la dite flamme longitudinalement et frappez un petit coup sec, ensuite épinglez comme pour le bœuf.

La seconde manière consiste à couper transversalement les veines au-dessous de l'œil, en enfonçant la pointe d'un bistouri dans la petite cavité que l'on trouve au-dessous du dit œil. Pour mieux faire paraître les veines, on pratique une ligature auprès de la tête, au lieu de la pratiquer près des épaules; quand on a tiré assez de sang, on délie la ficelle et le sang s'arrête.

La troisième manière consiste à enfoncer transversalement un bistouri sur le milieu de la veine qui paraît sur les oreilles, puis on les bat avec un petit bois pour les faire saigner.

Et enfin la quatrième consiste à couper la queue d'environ 12 à 15 centimètres, puis on la frappe comme les oreilles.

Ces deux dernières saignées s'arrêtent d'elles-mêmes.

CLAVELÉE OU PICOTIN.

La clavelée est une maladie pestilentielle qui se communique aisément; il suffit qu'il y ait un mouton attaqué de cette maladie dans un troupeau pour infecter celui-ci tout entier.

On s'en aperçoit au premier début, par la perte de l'appétit, le manque de rumination, la tristesse, une mauvaise haleine, et le battement des flancs. A cette période les pustules ne tardent pas à se montrer.

Il faut d'abord séparer les malades d'avec ceux qui ne le sont pas; après quoi on leur donnera pour boisson la tisane suivante :

Tisane.

Benoîte	2 poignées.
Eau.........................	2 litres.
Sel de nitre.................	4 grammes.

Faites bouillir la benoîte dans l'eau un quart d'heure, passez à travers un linge; n'ajoutez le sel de nitre qu'au moment de faire prendre; c'est-à-dire que si l'animal ne prend pas cette tisane de lui-même, ce qui arrive rarement, on la lui fera prendre en trois fois, le matin, à midi et le soir, et si, au contraire, il la prend seul, en deux fois, le matin et le soir, en ayant soin de partager le nitre dans autant de fois qu'on administrera; pour l'exciter à la prendre seul on met une pincée de son sur la tisane.

Nota. — Cette dose n'est que pour un seul animal; s'il s'en trouve plusieurs de malades on augmentera la dose proportionnellement pour chaque bête à celle ci-devant; après quoi on frictionnera partout où il y aura des croûtes avec ce qui suit :

Friction.

Ammoniaque liquide	100 grammes.
Huile d'olive...............	250 —
Sel de cuisine, écrasé menu..	30 —

Mêlez le tout ensemble et frictionnez tous les jours à midi; on aura soin d'augmenter le volume de cette dose de liniment, selon la quantité de malades qu'on aura à traiter.

Il faut avant tout, pour préserver ceux qui ne sont pas encore atteints, faire l'opération de la clavélisation *(vaccin)* qui se pratique de la manière suivante :

Clavélisation.

Il faut abattre l'animal que l'on veut opérer; on abat également un malade à sa proximité; avec une lancette on fait une ponction longitudinalement sous la queue, à environ quatre centimètres du tronçon en remontant du côté du dit tronçon; on dilate la peau d'environ un centimètre, puis on prend du vaccin sur le virus le plus purulent du malade sur le bout de la dite lancette; on l'introduit dans la dilatation qu'on a pratiquée sous la queue le plus profondément possible, on referme le bord de la dite ouverture, on l'entoure d'un bandage et on laisse ainsi quelques jours.

PIÉTIN.

On prétend que cette maladie est enzootique, c'est-à-dire qu'il suffit qu'un troupeau passe sur les traces d'un autre troupeau où il y en aurait d'attaqués pour que ce mal se communique.

On s'aperçoit que le piétin existe quand l'animal boîte, ou s'il est attaqué des quatre pieds il a peine à marcher; au bout de quelques jours il se forme une collection de pus entre la corne et le petit pied. Cette collection de pus augmente promptement, en peu de temps vient souffler à la couronne, puis corrode le petit pied et quelquefois peut occasionner des caries d'os.

MOYEN CURATIF.

Il faut retirer les malades d'avec ceux qui ne le sont pas, après quoi on fait des lotions avec ce qui suit :

Lotion.

Chlorure de chaux en poudre ..	1 cuillerée.
Eau fraîche................	1 litre.

Mettez le chlorure dans l'eau, agitez jusqu'à ce qu'il soit bien dissous, ensuite on lavera les pieds malades avec cette eau deux fois par jour, puis on fera également deux fois par jour le pansement suivant :

Pansement.

Onguent égyptiac	100 grammes.
Vinaigre de vin..........	30 —

Mettez le vinaigre dans l'onguent, mêlez bien exactement, frictionnez les pieds malades avec cet onguent.

Si toutefois on ne s'en était pas aperçu à temps et que la matière soufflerait au poil, il faudrait faire sauter les ongles, car ce pus n'ayant pas d'issue, causerait de grands ravages dans le petit pied; on fera le pansement décrit ci-devant, et s'il se formait des cerises, on les saupoudrera avec du vitriol bleu en poudre.

Lorsque plusieurs bêtes se trouvent attaquées de ce mal, au lieu de lotionner les pieds avec l'eau de chlorure de chaux, on fera prendre des bains de pieds dans la dite eau, ce qui se pratique comme il suit :

Bain.

Chlorure de chaux en poudre.   500 grammes.
Eau fraîche................   24 litres.

Mettez l'eau dans une petite cuve, ajoutez le chlorure, remuez jusqu'à ce qu'il soit dissous; mettez les quatre pieds des malades dans le dit bain quelques minutes; en les retirant, graissez comme il est dit ci-devant.

Nota. — S'il arrivait qu'une nombreuse quantité fût atteinte de ce mal, il faudrait faire un petit bassin où l'on mettra une suffisante quantité d'eau, ayant soin de proportionner la dose de chlorure de chaux. En faisant passer les moutons dedans ils se laveront eux-mêmes. On proportionnera aussi la dose de l'onguent indiqué, selon le nombre de malades. On peut aussi augmenter la dose de chlorure selon la gravité du mal.

GALE.

La gale provient de l'âcreté du sang, ou de la malpropreté; elle se communique et se manifeste le plus souvent entre le coffre et l'épaule, aux cuisses ou sur le dos. Sitôt qu'on s'en aperçoit, il faut graisser les boutons avec l'une des compositions suivantes. Les signes que donne l'animal sont qu'il se gratte souvent.

Onguent.

Vif-argent..................	30 grammes.
Essence de térébenthine.....	30 —
Ardoise neuve pilée menue et passée au tamis fin.......	3 cuillerées.
Graisse de porc	250 grammes.

Mêlez le vif-argent dans la graisse jusqu'à ce qu'il soit tout à fait disparu, ajoutez les autres substances et mêlez bien le tout en ensemble, graissez partout où il y aura des boutons, ayant soin d'écarter la laine et de gratter les boutons pour les mettre à vif.

Autre remède.

Alun......................	60 grammes.
Poudre thessier.............	500 —
Vinaigre de vin	15 décilitres.

Faites bouillir ces substances dans le vinaigre jusqu'à ce que ce soit réduit à dix décilitres, mettez dans une bouteille bouchée bien hermétiquement, et employez de la manière suivante :

On écarte la laine, on gratte les boutons pour les mettre à vif, puis avec un petit pinceau que l'on imbibe de la composition ci-devant, vous en mettez sur les dits boutons, ayant soin de regarder partout, car il suffirait qu'il en reste un pour ramener le mal; si les moutons en sont trop infectés, on attendra la tonte que l'on pourra avancer de quelques semaines, puis on employera ce dernier remède de la manière suivante :

REMÈDE.

Alun......................	500 grammes.
Eau......................	20 litres.

Faites bouillir l'alun dans l'eau, quand il a bouilli, mettez-le dans une petite cuve, ajoutez la poudre thessier, préparez comme nous l'avons indiqué ci-devant, remuez bien la dite eau, et mettez-y le malade, que vous frotterez

8

avec une brosse en chiendent, cela une fois seulement.

Nota. — Cette préparation peut servir pour quatre à cinq moutons; s'il y en avait davantage on aura soin de proportionner les doses.

Ce dernier moyen est meilleur que le premier et moins dangereux. Il ne faut pas pratiquer ces traitements quand les temps sont mauvais, ou bien on se mettra à l'intérieur. Il ne faut pas exposer les animaux au froid et à la pluie.

POUILLOTIN.

Il arrive fort souvent que les moutons ont de la vermine; on s'en aperçoit en ce qu'ils se grattent beaucoup, on voit çà et là des petits pelotons de laine qui dépassent les autres, ce qui s'appelle tirons; il suffit de les laver avec la composition suivante :

Lotion.

Staphisaigre	75 grammes.
Vinaigre de vin	425 —
Eau	5 décilitres.

Faites bouillir le tout ensemble, versez sur l'animal comme il suit; écartez la laine à partir de la tête jusqu'à la queue sur le dos; au fur et à mesure qu'on verse on frotte tout le corps en remontant afin de conserver le médicament plus longtemps, pour qu'il tue la vermine ; après quoi si on veut unir le lainage on coupera les tirons avec des ciseaux afin de les mettre à l'uni de la toison. Cette dose n'est que pour un mouton ; s'il y en avait plusieurs on proportionnera la dose suivant la quantité qu'on aura à panser.

VÉROLE, POUACRE OU MAUVAIS MUSEAU.

Cette maladie se manifeste toujours sur le museau, sur le nez et autour de la bouche. Elle s'annonce par une foule de petits boutons qui ne tardent pas à devenir gros et à s'étendre en croûte.

REMÈDE.

Il faut commencer par gratter les croûtes ou boutons, de manière à les faire saigner un peu, après quoi on frictionnera avec l'onguent suivant, une fois seulement. Si on ne réussissait pas, ce serait qu'on n'aurait pas bien fait l'onguent, alors il faudrait réitérer la friction au bout de huit jours.

Onguent.

Vif-argent.................	30	grammes.
Vert de gris	15	—
Blanc de céruse............	60	—
Mine de plomb.............	60	—
Graisse de porc	500	—

Incorporez le vif-argent dans la graisse jusqu'à ce qu'il soit imperceptible, puis également les autres substances l'une après l'autre et frictionnez.

Nota. — Avant de graisser la seconde fois comme il y aura beaucoup de croûtes, on aura soin de les gratter jusqu'à vif et de laver partout où il y en a avec de la lessive faite avec de la cendre de genêts ou de sarments de vigne.

MORSURES DE CHIEN OU DE LOUP.

Il faut avant tout arrêter le venin avec ce qui suit :

Huile d'olive bien chaude, quantité suffisante pour en emplir toutes les morsures; puis on lotionnera les dites morsures avec ce qui suit :

Lotion.

Feuilles de bardane pilées.....	4 poignées.
Sel de cuisine...............	2 cuillerées.
Eau fraîche	1 litre.

Mettez la bardane bien pilée dans l'eau, laissez macérer quelques heures et lotionnez; on fera ce pansement deux fois par jour jusqu'à parfaite guérison.

Si c'est en hiver, on se servira pour lotionner de l'eau pour les chancres indiquée dans la première partie (page 69).

MEURTRISSURES DES CHAIRS, DES MUSCLES
OU DES VAISSEAUX SANGUINS.

Pour les meurtrissures occasionnées par coup ou denture de chien, auxquelles il y a peu d'ouverture pour que le sang s'écoule, il faut du premier abord arrêter les progrès de l'inflammation et exciter la circulation du sang avec ce qui suit :

Cataplasme.

Ciguë pilée..................	1 poignée.
Carottes râpées	2 racines.
Alcool camphré.............	10 grammes.
Sel de cuisine...............	1 cuillerée.

Ecorce de chêne pilée menue et passée au tamis, quantité suffisante pour donner consistance de cataplasme.

Etendez sur des étoupes et appliquez sur les morsures. Après quoi, si malgré ces cataplasmes il se formait des amas de pus, on les ouvrirait et on les panserait comme il va être indiqué ci-dessous :

Quand une tumeur se forme, il faut la faire venir à maturité, avant d'en faire l'ouverture, avec l'onguent suivant, qui quelquefois aussi les fait dissoudre.

Onguent.

Savon noir.................	60 grammes.
Eau-de-vie.................	60 —
Beurre frais................	60 —

Faites fondre le beurre à un feu doux, quand il est fondu, ajoutez le savon; aussitôt qu'il sera fondu, retirez du feu, ajoutez l'eau-de-vie, remuez jusqu'à froid et employez.

Quand les tumeurs ne se dissolvent pas et qu'on reconnaît qu'elles sont en maturité, on les ouvre avec un bistouri pour faire évacuer la matière qu'on a soin de faire sortir en pressant la dite tumeur; on introduit du beurre salé, qu'on ressale encore, dans la dite ouverture; ensuite chaque jour on lave la plaie avec de l'eau de synoglose en été et en hiver avec de l'eau légèrement chlorurée (Voyez cet article dans la première partie, *Eau pour les chancres,* page 69).

Nota. — Si ces accidents occasionnaient une fièvre un peu ardente on pratiquerait une saignée à la veine de l'œil (larmière).

PRIS DE CHALEUR.

Ces animaux étant chargés de laine, il arrive souvent qu'ils se prennent de chaleur.

REMÈDE.

D'abord il faut les mouiller, puis les mettre à l'ombre, en même temps, leur laver les naseaux, la bouche, les oreilles et le fondement avec de l'eau et un peu de vinaigre; on pourra leur en laisser boire quelques gorgées, après quoi faites prendre le breuvage qui suit :

Breuvage.

Foie d'antimoine............ 15 grammes.
Cidre ou poiré.............. 5 décilitres.

Mettez l'antimoine dans le cidre ou poiré et administrez dans une fois à froid.

SANG DE RATE.

Cette maladie attaque de préférence les animaux les plus gras et les plus vigoureux; c'est une affection de la rate qui provient souvent d'un sang âcre, d'une nourriture trop abondante ou des mauvais miasmes dont sont infectées les bergeries mal tenues.

Les signes de cette maladie sont : la respiration courte, les flancs très-agités, la rougeur des yeux, en un mot, l'animal tombe comme foudroyé et ne survit à cet accident que quelques heures.

MOYEN CURATIF.

Il faut aussitôt qu'on s'en aperçoit faire une bonne saignée à la jugulaire d'environ un litre à un litre et demi, selon la force de l'animal, après quoi on donne des petits breuvages de demi-heure en demi-heure composés de ce qui suit :

Breuvage.

Chlorure de sodium .... 8 grammes.
Eau fraîche................. 1 litre.

Mettez le chlorure dans l'eau, agitez jusqu'à ce qu'il soit dissous et administrez en quatre fois.

A défaut de chlorure de sodium on se sert de ce qui suit :

Breuvage.

Sel de nitre .... 15 grammes.
Vinaigre de vin..... 1 cuillerée à bouche.
Eau fraîche........ 1 litre.

Mêlez le tout ensemble, agitez et faites prendre comme il est dit ci-devant; il faut aussi agiter chaque fois que vous administrerez.

Nota. — Ici je ne m'étendrai pas plus loin, d'autant plus que si cette médication ne suffit pas, il est rare que l'on puisse réussir.

DE LA BOUCHURE.

Quand ces animaux sont bouchés dans le corps, cela provient de la fiente qui se racornit dans les intestins; ils ont le ventre ballonné à peu de chose près comme dans l'indigestion de manger, ils perdent l'appétit, la rumination s'arrête, ils ne fientent pas; sitôt qu'on s'en aperçoit on fera prendre ce qui suit :

Breuvage.

Huile d'olive..... 30 grammes.
Savon ordinaire.. gros comme le pouce.
Gros plomb à tirer 1/2 coup.
Son de froment... 1 poignée.
Eau............. 5 décilitres.

Faites bouillir le son dans l'eau, passez à travers un linge, ajoutez les autres substances et administrez : réitérez trois jours après s'il est besoin ; en même temps on donnera les lavements suivants :

Lavement.

Feuilles et racines de guimauve. 1 poignée.
Son de froment............... 1 —
Sel de cuisine............... 1 cuillerée.

Passez la guimauve et le son de froment à travers un linge, ajoutez le sel, administrez en trois fois à six heures d'intervalle ; réitérez jusqu'à guérison.

DE L'ONGLE.

Voyez Iʳᵉ partie, page 28.

COUPS DE SANG SUR LES YEUX.

Quand ces animaux sont pris de ce mal, il survient une inflammation des paupières qui les rend larmoyantes et occasionne de grandes

8.

douleurs; le blanc des yeux est très-rouge ainsi que l'intérieur des paupières; quelquefois la tête enfle, les yeux se brouillent et il se forme des taies.

Il faut faire l'amputation de la queue, la faire saigner le plus possible, et on suit le même traitement indiqué à cet article dans la première partie (page 30).

ESQUINANCIE.

L'esquinancie provient de l'inflammation des amygdales ou glandes du gosier, occasionnée par un sang trop âcre; il faut faire l'amputation de la queue, réitérer au besoin et suivre le traitement indiqué à cet article (page 34).

Seulement il faudra tondre l'animal sous la gorge pour donner facilité de graisser.

FLUX DE LAIT DANS LES MAMELLES.

Cette maladie a les mêmes principes que celle des vaches. (Voyez cet article, Ire partie, page 83.)

MÉTÉORISATION.

L'animal mange peu, il enfle fortement, et quelquefois des glaires sanguinolentes sortent par le fondement; il urine souvent; c'est signe qu'il faut bien vite y porter remède. Cette maladie provient des vents accumulés dans le corps, ou le plus souvent quand ces animaux mangent du trèfle ou de la luzerne tendre et mouillée. Au premier abord il suffit de donner le breuvage suivant :

Breuvage.

Suie de cheminée passée	1 cuillerée.
Ail haché..................	6 gousses.
Beurre frais...............	60 grammes.

On fait fondre le beurre à plusieurs reprises dans une poêle, jusqu'à ce qu'il soit bien noir; on met l'ail frire dedans et on met le tout dans trois décilitres de lait doux à la sortie du pis de la vache; on ajoute la suie, on mêle le tout bien ensemble, on le fait prendre en agitant de temps à autre le vase. On réitère le breuvage deux fois dans une heure. Si le malade ne désenfle pas avec ce breuvage, il faudra lui faire prendre ce qui suit :

Breuvage.

Alcali de fluor, de.........	4 à 8 grammes.
Eau fraîche..............	5 décilitres.

On met l'alcali dans l'eau et on fait prendre d'heure en heure jusqu'à ce que le gonflement soit disparu et on tient à l'eau blanche ou à la diète selon la gravité du mal.

Nota. — Ce dernier breuvage produit souvent une irritation dans le gosier et la bouche, pousse même à la salivation, mais il n'en résulte rien de fâcheux.

DE LA TOUX.

Cette maladie a les mêmes principes que chez les bœufs ou vaches (Voyez cet article à la première partie, page 73).

Nota. — Il faut avoir soin de diminuer de deux tiers les doses des médicaments indiqués.

INDIGESTION DE MANGER.

Il arrive souvent que les moutons mangent trop de grain ou de fourrage; il reste dans la barque, ce qui s'appelle embarqué, le manger ne digère que difficilement, l'animal ne mange que peu et sans appétit, la rumination est arrêtée, et cependant il a toujours le ventre plein et comme ballonné. Il faut se garder de saigner dans cette maladie, car en détruisant la chaleur on rend le mal incurable.

Breuvage.

Noix de muscade pilée.......	1/2 noix.
Canelle en poudre...........	5 centimes.
Savon noir	60 grammes.
Huile d'olive...............	1 décilitre.
Son de froment.............	1/2 poignée.
Eau	5 décilitres.

Faites bouillir le son dans l'eau, passez à travers un linge; ajoutez les autres substances, agitez jusqu'à froid; administrez en une seule fois, réitérez le lendemain s'il est besoin. Diète de manger et non de boisson.

Autre breuvage.

Elixir calmant, de	15 à 30 grammes.
Vin blanc, de.	3 à 5 décilitres.

Mettez l'élixir dans le vin, administrez dans une seule fois; en même temps faites les lavements suivants :

Lavement.

Aloès succotrin	10 grammes.
Sel marin	15 —
Feuilles d'absinthe.	1 pincée.
Eau.	8 décilitres.

Faites bouillir l'absinthe dans l'eau quelques minutes, passez à travers un linge, ajoutez les autres substances; cette dose n'est que pour une fois, il faut réitérer trois fois par jour à six heures d'intervalle.

MAUVAISE EAU OU INDIGESTION D'EAU.

Les causes et les symptômes sont les mêmes que chez les vaches et les bœufs; on traite avec les mêmes médicaments, mais à doses moins fortes.

Breuvage.

Ail pilé.....................	1 petite tête.
Absinthe pilée..............	1/2 poignée.
Rhue pilée.................	1/2 —
Cidre ou poiré.............	5 décilitres.

Mettez ces substances dans le cidre ou poiré laissez infuser une heure et administrez dans une seule fois.

Autre breuvage.

Sel de nitre, de	30 à 60 grammes.
Emétique, de	2 à 4 —
Miel	60 —
Son de froment	1/2 poignée.
Eau....................	1 litre.

Faites bouillir le son dans l'eau, passez à travers un linge, faites fondre le miel dans la dite eau, ajoutez l'émétique et le nitre, administrez en deux fois à trois heures d'intervalle, réitérez le lendemain s'il est besoin et tenez l'animal à la diète.

FOURCHET.

Voyez cet article (Ire partie, page 101).

ÉPAULES DÉMONTÉES, DÉBOITÉES
OU CUISSES DÉMISES ET RUPTURES.

Ces opérations se pratiquent chez ces animaux de la même manière que chez le bœuf ou la vache; elles sont même beaucoup plus faciles à réduire (voyez ces articles, 1re partie, pages 95, 96, 98, 99).

AGNELAGE.

Voyez *Opération du vêlage* (Ire partie, page 109).

IVe PARTIE

—

DES PORCS

—

CASTRATION.

La castration des porcs se divise en deux catégories, le mâle et la femelle; elle se pratique aussi de deux manières et qui cependant n'en font qu'une, selon leur sexe masculin ou féminin; c'est ordinairement à l'âge de cinq à six semaines que l'on pratique cette opération pour ceux qu'on ne doit pas garder comme verrats (étalons), en fait de mâle, et également des femelles que l'on doit garder comme reproductrices.

OPÉRATION DES MALES.

On prend les animaux que l'on veut opérer par les deux pattes de derrière et on les apporte sur une litière préparée d'avance.

L'opérateur les saisit par l'oreille droite avec la main gauche, les couche sur le côté gauehe et leur met le pied gauche sur le cou près de l'oreille en appuyant assez pour maintenir solidement; puis il fait allonger la patte droite sur le ventre de l'animal qu'on opère, ayant soin de la faire appuyer sur le dit ventre et de tenir solidement pour qu'elle ne s'échappe pas; il fait allonger de même la patte gauche; après quoi l'opérateur prend le testicule gauche entre les deux premiers doigts et le pouce, faisant une légère pression pour le faire tendre sous la peau; ensuite avec un rasoir fait exprès pour ces opérations (dont nous donnons le modèle, fig. 5), on fait une ouverture sur le testicule assez grande pour le faire sortir, après quoi on enlève la taie qui longe le cordon par le haut près du testicule qu'on laisse rentrer d'elle-même; ensuite on passe le doigt de la main droite dans un des petits cordons qui longent le gros, on allonge légèrement le testicule, on pince fortement le cordon entre le pouce et le premier doigt de la main gauche, afin de ne pas laisser monter le tord et de faire casser la racine à l'endroit où on fait la pression, et on appuie fortement la paume de la main sur les cuisses de l'animal, on fait tourner le testicule avec la main droite jusqu'à ce qu'il soit cassé; on suit les mêmes principes pour l'autre testicule.

Quand l'opération est faite, on reporte l'animal dans le toit ayant soin de ne pas l'exposer au vent pendant cinq à six jours et de faire boucher tous les créneaux du dit toit pour que l'air n'y entre pas, ce qui pourrait amener des résultats fâcheux.

Nota. — Il arrive quelquefois qu'il s'en trouve qui ont des hernies et que les intestins sont dans le sac avec les testicules ; ceux-ci se castrent les pattes de derrière en l'air ; la différence est que l'on coud les ouvertures comme nous allons l'indiquer pour les femelles, sans cela les intestins sortiraient.

OPÉRATION DES FEMELLES.

Il faut avant tout que l'opérateur trie plusieurs brins de fil gris qu'il réunira ensemble, d'une longueur proportionnée à la quantité de femelles qu'il aura à couper et les enfile dans l'aiguille dont nous donnons le modèle à côté du rasoir fait exprès pour ces opérations (fig. 6), puis on prépare une litière comme pour les mâles ; l'opérateur les saisit de la même manière et se place de même ; excepté qu'au lieu de faire allonger la patte sur le ventre, on les fait tenir toutes deux ensemble et bien allongées en arrière, ayant soin de faire tirer dessus et de les maintenir de manière à ce qu'elles ne se raccourcissent pas ; quand elles sont ainsi placées, l'opérateur cherche la hanche,

puis à environ trois centimètres de la dite
hanche et des fausses côtes, il pratique une
ouverture transversale d'environ cinq centimètres de long, puis il fait une légère ponction encore transversale avec le rasoir, de
manière à ne rompre que la moitié de la taie
qui est peu épaisse pour donner aisance au
doigt de rompre le reste; après quoi on enfonce le premier doigt de la main gauche dans
le corps de l'animal en le tenant roide pour
lui donner plus de force à rompre la dite taie,
ensuite dilatez l'ouverture avec le même doigt,
puis faites en sorte que les intestins se trouvent sur le doigt, après quoi enfoncez-le et
cherchez le long des reins près des cassies et
quelquefois dans les dits cassies; elle se reconnaît en ce qu'elle roule sous le doigt comme
une petite noisette et grosse de même, quelquefois aussi on trouve le frésillon (amourette)
même; que ce soit l'un ou l'autre des deux que
l'on trouve, on le presse sur le bout du doigt,
et on l'amène hors du corps; on prend la dite
porture avec le pouce et le premier doigt de la
main droite, puis on la défile sur le ventre de
l'animal, en amenant toujours ce qui est dans
le corps avec le doigt gauche qui doit rester
dans l'ouverture, ayant soin d'appuyer la
paume de cette main sur le corps et de ne pas
tirer sur la porture de peur de la déchirer, ce

qui rendrait l'opération impossible, à moins de la pratiquer de l'autre côté, puis avec le doigt qui est resté dans le corps, on tirera peu à peu la porture en saisissant de la main droite ce que le doigt aura amené. Arrivé au double (deuxième branche) vous le cherchez; en allongeant le doigt le long de la première branche, vous sentez comme une petite fourche, passez le doigt dessous et tirez comme nous l'avons dit plus haut (ceci s'appelle défiler la porture), après quoi coupez les deux frésillons (amourettes); faites bien rentrer la porture, cousez à points de suture l'extérieur de l'ouverture. Il faut pour donner plus de facilité à coudre faire ployer la patte de dessus ayant soin de ne pas trop serrer, ce qui causerait des désordres fâcheux.

Donnez une saignée sous la queue, levez les pattes de derrière en l'air, laissez promener l'animal quelques heures et donnez une nourriture légère pendant quelques jours.

Il est rare qu'à cet âge les porcs perdent l'appétit, ou c'est que l'opération serait faite avec brutalité.

Nota. — Quand ces animaux femelles ont huit ou dix semaines et qu'ils ont fleuri, ce qui s'aperçoit par le bourgeon qui est rouge et gros, il faut tordre les frésillons, les arracher et non les couper, de peur d'hémorrhagie;

s'ils sont au-dessus de cet âge, il faudra faire une ligature avec du fil roux double, ciré, sous le frésillon, au ras de la porture, y faire un double nœud et serrer fortement avant de couper ledit frésillon; si on fait cette opération en été il faut mettre de la suie de cheminée sur les coupes, pour empêcher les mouches de s'y poser.

QUALITÉS QUE DOIVENT AVOIR CES ANIMAUX POUR LA REPRODUCTION.

Le grouin large, court et gros, le front large, les oreilles larges, longues et bien placées, le cou gros et court, les épaules larges et grosses, les reins larges, la poitrine large, le ventre bien descendu, que la femelle ait les bronnes bien marquées, les hanches larges et bien placées, la queue longue et bien garnie de soie, les jarrets larges et les membres gros d'ossement; que le mâle soit bien descendu.

Nota. — Quand on achète des porcs pour nourrir, il faut autant que possible qu'ils aient les qualités ci-devant.

DES SAIGNÉES.

Chez les porcs les saignées ne se pratiquent que de trois manières différentes :

1° Aux oreilles ;

2° Sous la queue ;

3° Et aux petits galets.

La première consiste à percer les veines qui paraissent sur les oreilles, en enfonçant un instrument tranchant transversalement sur les dites veines, ensuite on bat avec un petit bâton les dites oreilles sur l'ouverture qu'on a pratiqué pour faire saigner; le sang s'arrête de lui-même.

La seconde consiste à faire une ponction transversale sous la queue à environ neuf centimètres du tronçon avec un petit morceau de bois, frottez le dessous de la queue pour faire sortir les veines, après quoi levez la dite queue en l'air, cherchez avec le pouce de la main gauche une petite cavité qui se trouve entre deux nœuds, enfoncez l'instrument en berchant, afin de pouvoir attraper la veine, frappez légèrement avec le dit bois pour exciter à saigner; cette saignée s'arrête aussi d'elle-même, Si cependant on voyait que l'animal perde trop de sang, on fera une ligature au-dessus de la saignée qu'on laissera quelques heures.

Et la troisième consiste à couper les petits galets à environ un centimètre de la peau; on frappe dessus comme il est dit ci-devant avec un petit bois; si toutefois le sang ne s'arrête pas, on mettra sur les dits galets coupés de la suie de cheminée, et si on était dans la saison de la mouche, on en mettra également pour empêcher qu'elle s'y porte.

Nota. — Cette dernière saignée ne se pratique que pour les boîteries provenant du boulet ou des gros galets.

DU LADRE.

Ce mal est le plus souvent occasionné par la malpropreté; le ladre se reconnaît sur la langue en plus ou moins grande quantité; on s'en aperçoit en langueyant ces animaux. Ce sont des petites vessies qui roulent sous le pouce ou le doigt, selon la commodité du langueyeur. Il semble que c'est un petit grain de raisin, car il est fait de même; il faut se donner garde d'acheter ces animaux, car tout le maigre est rempli de ces pustules; ce mal est rédhibitoire, c'est-à-dire que l'acheteur a le droit de le laisser au compte du vendeur.

Il est facile de prévenir cet accident en ayant soin de les tenir proprement, donner une nourriture saine, ne pas laisser séjourner du fumier sous eux, balayer leur toit chaque fois qu'on les pansera; quoique ces animaux soient sales de leur nature, ils aiment la propreté.

Il est de première urgence de les envoyer baigner au moins deux fois par jour aux mare, étang ou rivière, selon la proximité; à défaut de ces lieux commodes on fait un petit bassin qn'on aura soin de tenir toujours plein d'eau, qu'on changera de temps à autre, ce qui est facile par le moyen d'un conduit qu'on peut pratiquer dans un des coins du dit bassin pour que l'eau sale s'écoule ; par ces moyens j'ai vu et même très-souvent des porcs ladres redevenir sains.

Nota. — Il y a très-souvent des porcs qui ont très-peu de ladre sur la langue, et qui en sont criblés dans les jambons, les épaules, etc.

CHARBON VOLANT OU TACT ROUGE.

Cette maladie provient de l'âcreté du sang ; elle attaque particulièrement les porcs qui sont à la graisse. Elle se manifeste par le manque d'appétit, une respiration courte, la fièvre, puis des pustules rouges ne tardent pas à se montrer sur le corps ; leur forme est de la grandeur d'une pièce de dix centimes et de la même épaisseur.

MOYEN CURATIF.

Il faut faire une bonne saignée à la queue et aux oreilles afin de tirer beaucoup de sang, après quoi on abat le malade sur une litière propre dans le toit, on cisèle à la superficie de la peau les pustules, puis on frottera les dites pustules avec ce qui suit :

Friction.

Sel de cuisine	1 poignée.
Poivre, de	4 à 6 pincées.
Vinaigre de vin	3 décilitres.

Mêlez le tout ensemble, remuez jusqu'à ce
ce que le sel soit fondu, préparez un bouchon
de paille que vous tremperez dans cette composition et frottez ferme partout où vous aurez
ciselé, ensuite faites la tisane qui suit :

Tisane.

Benoîte	3 poignées.
Carotte coupée en morceaux..	3 racines.
Sel de nitre	15 grammes.
Eau	6 litres.

Faites bouillir la benoîte et la carotte dans
l'eau, passez à travers un linge, donnez froid
deux litres à la fois, en divisant le nitre en
trois portions, réitérez cette tisane jusqu'à
guérison; on peut aussi donner la carotte à
manger.

Nota. — Il faut avoir soin de ne pas exposer le malade à l'air, il faut au contraire le
tenir chaudement.

INFLAMMATION DES GLANDES DU GOSIER.

On reconnaît cette maladie par l'inflammation des glandes qui viennent sous la gorge,
on s'en aperçoit au premier début par la perte
de l'appétit, la respiration devient courte et
gênée; puis le malade râle; alors la maladie
commence à devenir grave, il est grand temps
d'y remédier.

Faire une forte saignée à la queue, et réitérer le lendemain s'il est besoin, puis on fendra l'enfle dans toute sa longueur en plusieurs endroits à environ trois centimètres de distance, ce qui s'appelle faire des côtes de melon, on prendra garde d'attaquer le gosier, après quoi on pansera les dites ouvertures avec ce qui suit :

Onguent.

Graisse de porc .... 60 grammes.
Sel de cuisine écrasé menu... 1 poignée.

Mêlez bien exactement le sel avec la graisse, mettez dans les ouvertures, couvrez les plaies d'un bandage et continuez ce traitement jusqu'à guérison.

DES SOIES.

On s'aperçoit qu'un porc a les soies par une touffe de poils qui paraît en dehors du cou, vis-à-vis du gosier, ce qui l'empêche de manger.

MOYEN CURATIF.

Il faut enfiler une aiguille à fil double, passez l'aiguille et le dit fil d'outre en outre de la touffe, en faisant un point en arrière et prenant de la peau autant que possible; quand votre fil est bien ajusté, tirez légèrement dessus, puis décharnez tout autour avec un bistouri, en prenant garde de couper la dite touffe qui est en dedans, car il ne serait plus possible de l'avoir et cela pourrait causer des désordres fâcheux; ensuite on met du beurre salé, qu'on a soin de ressaler encore, dans l'ouverture et cela jusqu'à guérison.

DES PLAIES EN GÉNÉRAL.

Les plaies des porcs se pansent toujours avec du sel, surtout les morsures de chien et de loup. Il faut faire de l'eau fortement salée pour arrêter le venin, puis on met soit sur les dites morsures, soit sur les tumeurs ou sur les plaies l'onguent suivant :

Onguent.

Graisse de porc.....	
Blanc de poireau ...	
Lierre terrestre....	de chaque, partie égale.
Grande éclair......	
Bardane..........	
Sel.............	

Pilez ces substances bien menues, quand elles sont pilées, mettez le sel dedans, faites fondre la graisse, mêlez le tout ensemble, laissez bouillir quelques minutes, puis étendez sur des étoupes et appliquez sur les plaies ou tumeurs ; proportionnez ce cataplasme suivant la grandeur ou la quantité des plaies qu'il y a à panser.

DE LA GOURME.

La gourme n'est autre chose que des apostumes qui viennent aux cuisses et aux jambes des jeunes porcs ; il suffit de les ouvrir avec un bistouri, pour en faire sortir le pus, de laver les dites apostumes avec de l'eau salée et de mettre dans les ouvertures que vous aurez pratiquées du beurre très-salé et ce quatre ou cinq jours.

ENFLE, COUPS OU MEURTRISSURES.

Quand un porc reçoit quelque coup violent qui rompt quelques vaisseaux sanguins, cela occasionne un grand gonflement ; quand il est mordu d'un chien et que le sang ne s'épanche pas au dehors, cela occasionne une enfle bien douloureuse ; aussitôt qu'on s'aperçoit de ces accidents, il faut graisser les tumeurs avec l'onguent suivant :

Onguent.

Graisse de porc	125 grammes.
Savon coupé menu.........	90 —
Eau-de-vie.................	10 centilit.
Onguent de laurier.........	60 grammes.

Faites fondre le savon et la graisse, ajoutez les autres substances, remuez jusqu'à froid et graissez deux fois par jour jusqu'à guérison.

DES AVIVES.

Les avives des porcs sont sujets de s'irriter, c'est-à-dire de devenir en apostumes; un porc qui a mal aux avives, ne mange point, fait le haut dos et ne cherche qu'à se cacher.

Opération.

Il faut lui coucher l'oreille le long de la ganache entre le cou et la tête, et où tombera la pointe de l'oreille, là sera l'avive de chaque côté; il faut ouvrir les dites glandes (qui seront alors remplies de pus) en descendant sur près de six centimètres de longueur avec un bistouri, ensuite gratter avec un couteau les dites ouvertures en dedans, ce qui en fera sortir du gravier, puis on met du beurre très-fortement salé, une fois par jour pendant quatre à cinq jours.

MAL DANS LE CORPS.

Ces animaux sont aussi sujets à avoir mal dans le corps, non par indigestion, mais par tranchée ou venin, ayant mangé quelques bêtes venimeuses; les symptômes sont quand

Ils ne mangent pas, se tiennent toujours couchés et ont quelquefois le ventre enflé. Aussitôt qu'on s'aperçoit de cette maladie, il faut leur faire prendre la composition snivante :

Composition.

Beurre frais	150 grammes.
Ail pilé	2 têtes.
Poudre à tirer.............	2 coups.

Mêlez le tout dans le beurre, faites-en six petites boules que vous ferez avaler dans l'espace de trois heures, deux à la fois, et réitérez douze heures après s'il est besoin.

INDIGESTION DE MANGER.

L'indigestion provient d'une abondance de nourriture ou quelquefois après avoir subi une longue fatigue; les symptômes de l'indigestion sont : la tristesse, la perte de l'appétit, et cependant les animaux ont toujours le ventre ballonné et plein de nourriture qui ne peut digérer.

Breuvage.

Aloès des Barbades..........	30 grammes.
Sel d'Epsum	125 —
Anis en poudre.............	15 —
Eau chaude.................	1 litre.

Faites fondre l'aloès et le sel d'Epsum dans l'eau; quand ils sont fondus, ajoutez l'anis, puis administrez dans deux fois. Réitérez le lendemain s'il est besoin; en même temps on donne le lavement suivant :

Lavement.

Son de froment............	4 poignées.
Guimauve.................	4 —
Huile d'olive..............	125 grammes.
Eau......................	6 litres.

Faites bouillir le son et la guimauve dans l'eau, passez à travers un linge, faites huit lavements ayant soin de diviser l'huile en huit parties et d'en mettre un peu dans chaque lavement. Réitérez le lendemain et jours suivants s'il est besoin.

MAUVAISE EAU OU INDIGESTION D'EAU.

La mauvaise eau ou l'indigestion d'eau a, chez le porc, les mêmes causes que chez les autres animaux; le traitement est le même, mais les doses sont moins fortes; aussi ai-je trouvé à propos de les donner ici. Hors cela, on suivra le même régime; il ne faut pas donner le breuvage indiqué au flux ordinaire où il entre de la thériaque.

REMÈDE.

Ail pilé	2 têtes.
Absinthe	1/2 poignée.
Poiré ou vin blanc	6 décilitres.

Mêlez le tout ensemble, laissez infuser une heure, administrez en deux fois.

AUTRE REMÈDE.

Sel de nitre	30 grammes.
Emétique, de	4 à 8 —
Miel	60 —
Son de froment	1 poignée.
Eau	2 litres.

Faites bouillir le son dans l'eau, passez à travers un linge, faites fondre le miel, ajoutez le nitre et l'émétique; administrez en deux fois à trois heures d'intervalle; réitérez le lendemain s'il est besoin; tenez l'animal à la diète.

DIARRHÉE.

Cette maladie est particulière aux jeunes porcs; elle provient le plus souvent de leur mère à qui il reste de la fièvre après avoir cochonné, ce qui rend le lait de très-mauvaise qualité, et donne la diarrhée à ses petits; quelquefois aussi c'est la mauvaise nourriture qu'on leur donne ainsi qu'à leur mère, ce qui s'aperçoit en ce que la mère est maigre et faible ainsi que les petits ; dans ce dernier cas il suffit de faire donner une nourriture meil-leure.

Si, au contraire, la mère et les petits sont en bon état, cela prouve que la mère est malade. Il faut s'en assurer, ce qui se reconnaît par la fièvre et le dégoût; alors on lui donnera la tisane suivante :

Tisane.

Carottes coupées.............	6 carottes.
Sel de nitre................	15 grammes.
Houblon	2 poignées.
Benoîte	2 —
Orge......................	2 jointées.
Eau	6 litres.

Faites bouillir la carotte, le houblon, la benoîte et l'orge dans l'eau, passez à travers un linge, donnez à prendre en trois fois dans la journée, ayant soin de diviser le nitre en autant de fois qu'on en fera prendre et réitérez jusqu'à guérison, puis donnez de la carotte et de l'orge à manger.

On donnera aux petits atteints de la diarrhée de l'eau de riz coupée avec du lait doux de vache non coulé. Cela doit suffire pour les guérir, d'autant plus que vous en combattrez les causes en guérissant leur mère.

Eau de riz.

Riz .... 1 poignée.
Eau.......................... 2 litres.

Faites bouillir le riz dans l'eau et donnez pour quatre ou huit petits porcs selon leur force et leur âge dans une seule fois, et réitérez jusqu'à guérison deux fois par jour.

Observations. — Quand ces animaux sont atteints de toutes autres maladies que celles décrites dans ce Manuel et qu'ils sont un peu gras ou en bon état, le meilleur moyen pour ne pas tout perdre, c'est de les tuer.

Vᵉ PARTIE

DES CHIENS

CASTRATION.

Les chiens se castrent de la même manière que les porcs, à l'exception qu'il faut attendre que la femelle ait eu une portée de petits chiens.

On fait cette opération quand elle est encore en lait, c'est-à-dire avant qu'elle ne rentre en chaleur; le plus souvent c'est deux mois après la mise bas qu'on pratique cette opération. On trouve la porture au même endroit que chez la truie; cependant elle est plus dure et ressemble davantage aux intestins; les frésillons (auverts) sont moins apparents, ils sont un peu plus renfermés dans la porture, on les voit à peine; seulement en promenant le pouce sur chaque branche de la porture, vous sentez un petit durillon de la grosseur d'un gros pois ou

d'une grosse fève, ceci est le frésillon; coupez
le, puis rentrez la porture et cousez comme il
est dit pour les porcs femelles (III⁰ partie,
page 186).

DES SAIGNÉES.

Les chiens se saignent de trois manières à
ma connaissance :

La première à la jugulaire;

La seconde au plat des cuisses;

Et la troisième par l'amputation de la queue.

La saignée à la jugulaire se pratique comme
celle des moutons pour ceux de forte et moyenne
force, quant aux petits la veine n'étant pas
assez forte pour se servir de la flamme, on
pratiquera la saignée avec une lancette; quand
l'animal aura perdu une suffisante quantité
de sang, selon la force, l'âge et la gravité du
mal, on retire la corde et on épingle comme
pour les autres animaux.

La saignée au plat des cuisses consiste à
couper la veine transversalement avec la même
flamme ou avec une lancette pour la plus petite espèce; on épingle également.

La saignée de la queue consiste à en couper
quelques nœuds, ce qui se fait simplement
avec un couteau qui coupe bien; vous cherchez le milieu du nœud, placez votre couteau
sur ce milieu et frappez un fort coup sur le

dit couteau ayant eu soin de placer la dite queue sur un gros morceau de bois, laissez saigner suffisamment, puis brûlez un peu avec un fer rouge et laissez ainsi.

Si toutefois les propriétaires de ces animaux voulaient que leurs chiens ne portent pas leur queue, l'amputation se fait de la même manière, mais il faut alors la couper plus près du tronçon. On ne laisse ordinairement que deux ou trois nœuds.

DES SÉTONS.

Les sétons se placent sur toutes les parties du corps, partout où il y a des tumeurs ou apostumes, ou nécessité d'établir une suppuration.

Les sétons de précaution ou par suite d'échauffement se placent sur le cou. Sur les autres parties du corps, ils se placent comme ceux des chevaux; on se sert aussi de la même aiguille, mais on ne met que deux fils au lieu de trois.

Le séton sur le cou se pratique en prenant la peau de dessus le cou avec les quatre doigts et le pouce de la main gauche qu'on lève en l'air le plus possible et bien droite; quand la peau est bien levée et bien tendue, on traverse les deux extrémités de la peau avec l'aiguille, on la tire suivie de son filet qu'on a eu soin de préparer comme nous l'avons expliqué pour les chevaux ; allongez la peau dans son état normal, après quoi arrêtez et pansez comme aux chevaux

PRÉSERVATIF DES MALADIES.

Ces animaux doivent être brossés chaque jour avec une brosse en chiendent, les passer à l'eau au moins toutes les semaines, ne pas les laisser continuellement à l'attache, ni enfermés ; il leur faut au moins une heure d'exercice chaque jour et autant que possible dans la campagne. Ne pas les laisser coucher sur le pavé, car le manque d'air, d'exercice, la malpropreté, les coups, les chutes, la nourriture salée, la viande altérée, les courses trop prolongées, sont les principales causes des maladies. Il faut aussi que ces animaux soient purgés au moins deux fois par année, aux mois de mai et de septembre ; on les purge avec ce qui suit :

Purgation.

Rhubarbe en poudre.......... 2 grammes.
Jalap en poudre.............. 2   —

On y ajoute du sirop de nerprun en quantité suffisante pour faire quatre pilules qu'on administre dans une fois pour la grosse espèce, deux pour la moyenne et en quatre pour les plus petits, dans du beurre ou de la viande, le matin à jeûn.

MALADIE DES JEUNES CHIENS.

C'est une affection à laquelle tous les jeunes chiens sont sujets. Elle consiste dans l'inflammation de la membrane muqueuse et des bronches; les causes de cette maladie sont peu connues; les chiens de boucher ou ceux qui mangent de la viande y sont plus exposés que les chiens élevés au pain sec ou à la soupe. Au début l'animal est nonchalant, abattu, triste, ses yeux sont animés, la gueule est chaude, il tousse un peu et au fur et à mesure que le mal fait des progrès, la toux augmente, il s'écoule par les naseaux une matière blanchâtre qui s'épaissit et devient jaune.

MOYEN CURATIF.

Turbithe minéral............. 2 grammes.
Extrait mou de quinquina..... 2 —

Valériane sauvage en poudre, quantité suffisante pour faire trente-six pilules.

La dose de ces pilules est depuis une demi-pilule jusqu'à cinq par jour, selon la force et l'âge, en même temps on fera les fumigations suivantes deux fois par jour.

L'usage plus ou moins continu de ces pilules prévient aussi cette maladie ; on les fait prendre dans du beurre ou de la viande.

Fumigation.

Feuilles et racines de guimauve..	1 poignée.
Molaine ou bouillon blanc......	1 —
Son de froment	1 —
Eau........................	2 litres.

Faites bouillir ces substances dans l'eau et mettez sous les naseaux, ayant soin de couvrir la tête de l'animal pour que la fumée ne s'évapore pas, on lavera aussi les dits naseaux et les yeux avec cette eau, s'il y a écoulement de matière. Dans ce cas, il est de première urgence de passer un séton sur le cou qu'on pansera deux fois par jour, après quoi on promènera le malade dans la campagne autant que possible, et on lui donnera des têtes de mouton cuites à ronger et le bouillon à boire sans le saler.

FLUXION DE POITRINE.

Cette maladie s'annonce par la fièvre, des sueurs générales, des coliques légères ; l'animal regarde toujours ses flancs, la respiration est courte et gênée, la toux est rare et douloureuse, le pouls dur et serré. Les courses, les coups, les chutes sur la poitrine, les efforts violents, les changements d'air brusques et l'eau trop froide et prise en quantité sont les principales causes de cette maladie.

MOYEN CURATIF.

Saignée à la jugulaire selon la force, l'âge et la nécessité, une heure après on fera prendre ce qui suit :

Kermès minéral...............	4 grammes.
Opium brut..................	2 —
Sucre......................	30 —
Beurre frais................	30 —

Réduisez les trois premières substances en poudre, incorporez-les dans le beurre et donnez au malade trois fois par jour gros comme un pois roulé dans du sucre en poudre au chien de la plus petite espèce, puis augmentez la dose en proportion de la force et de l'âge jusqu'à la grosseur d'une noisette, donnez pour boisson du lait ou de l'eau miellée à discrétion, en même temps on fera les lavements suivants.

Lavement.

Graine de lin	15 à 30 grammes.
Têtes de pavot.........	1 à 3 têtes.
Onguent populeum	30 à 60 grammes.
Eau...................	1 à 2 litres.

Ecrasez les têtes de pavot, faites-les bouillir dans l'eau, ajoutez la graine de lin, faites encore bouillir quelques minutes, passez à travers un linge, administrez en quatre fois à quatre heures d'intervalle.

Nota. — On réitère cette médication tant qu'il sera besoin; observez que la plus petite dose est pour la petite race.

RAGE.

Cette maladie est peu connue dans ses causes et sa nature; son nom seul répand l'épouvante; les climats tempérés, la nourriture, les viandes altérées, la soif semblent en être les causes. Le plus souvent elle se communique par morsure. Il se forme un dépôt qui passe dans la masse du sang et produit une infection générale. Au premier début le chien atteint de la rage éprouve une grande horreur pour les liquides, ses sens sont exaltés, son regard est farouche, ses yeux brillants, l'écume se forme dans la gueule, puis les accès se déclarent, la paralysie ne tarde pas à survenir, puis la mort.

MOYEN CURATIF.

Il faut dès qu'on s'aperçoit qu'un chien est mordu, ouvrir les morsures avec un instrument tranchant, les brûler avec un fer rouge le plus profondément possible, puis verser dans ces morsures quelques gouttes de chlorure d'antimoine, mettre dessus des emplâtres qu'on proportionnera à la grandeur des plaies.

Emplâtre.

Onguent vésicatoire.......... 10 grammes.
Onguent populeum .... 60 —

Mêlez ces deux substances bien exactement, étendez sur des linges et mettez sur les dites morsures, et ce cinq ou six jours de suite. Après avoir fait ce dont nous venons de décrire, on fera prendre ce qui suit :

Pilules.

Espèces sudorifiques..... 30 à 60 grammes.
Carbonate d'ammoniaque. 5 à 15 —

Ajoutez du miel en quantité suffisante pour faire six pilules que vous donnerez en trois fois, à deux heures d'intervalle, dans du beurre ou de la viande.

DIARRHÉE.

Cette maladie a pour cause les changements de saison, une nourriture échauffante et malsaine, etc. Au début de la maladie on donne la boisson suivante :

Boisson.

Riz . . . .   2 cuillerées à bouche.
Eau. . . . .   1 litre.

Faites bouillir le riz dans l'eau jusqu'à ce qu'il soit crevé, passez à travers un linge et donnez à discrétion, coupez avec un tiers de lait; en même temps on fera les lavements suivants :

Lavement.

Amidon. . . . .   1 cuillerée à bouche.
Eau. . . . .   1 litre.

Faites bouillir l'amidon dans l'eau, passez à travers un linge, administrez en quatre lavements pour la plus petite espèce, en deux pour la moyenne et en une pour la plus forte; on donnera ces lavements le matin, à midi et le soir; si toutefois l'animal a de grandes coliques, on fera bouillir une tête de pavot dans ce lavement avec l'amidon. Tenir le malade à la diète.

JAUNISSE.

Cette maladie est une affection du foie. Elle a pour cause la mauvaise nourriture, un sang sec, épais, ou pour avoir trop souffert d'une saignée. Elle est plus particulière aux chiens qu'à tous les autres animaux.

MOYEN CURATIF.

Il faut faire deux petites saignées à la jugulaire en quatre jours et donner les pilules purgatives suivantes, tant qu'il sera besoin. Il ne faudra pas en donner les jours que vous saignerez.

Pilules.

Rhubarbe en poudre..........	8 grammes.
Jalap en poudre.............	8 —

Ajoutez-y du sirop de nerprun en quantité suffisante pour vingt-cinq pilules. Vous en donnerez depuis une jusqu'à cinq, selon la force ou l'âge, dans du beurre ou de la viande; ensuite on donnera pour boisson ce qui suit :

Boisson.

Carotte	1 racine.
Navet.......................	1 —
Sel de nitre	30 grammes.
Eau........................	2 litres.

Coupez la carotte et le navet par morceaux, faites bouillir dans l'eau, retirez la carotte et le navet quand le tout aura bouilli, et donnez à discrétion. Coupez avec un tiers de lait dans lequel vous ajouterez une pincée de sel de nitre chaque fois. Il faut aussi promener le malade souvent et peu loin.

ÉRYSIPÈLE.

L'érysipèle est une tumeur qui court entre cuir et chair, soulevant un tant soit peu la peau ; l'animal mange peu, et en promenant les doigts sur le dos, la peau craque comme si elle était soufflée.

REMÈDE.

Saignée à la jugulaire, après quoi on fait les lotions suivantes sur les parties malades.

Lotion.

Racines de guimauve..........	1 poignée.
Têtes de pavot	2 têtes.
Eau	2 litres.

Faites bouillir la guimauve et le pavot dans l'eau, servez-vous-en tiède, et ce trois fois par jour ; après quoi si l'inflammation est forte et qu'il y ait grande douleur, on y mettra les cataplasmes suivants :

Cataplasme.

Belle pilée...................	1 poignée.
Carotte râpée................	2 carottes.

Etendez sur des linges et appliquez sur le mal deux fois par jour à froid et donnez beaucoup de bouillon à l'oseille.

ESQUINANCIE OU MAL DE GOSIER.

L'esquinancie est une inflammation sous la gorge qui provient de l'inflammation des amygdales ou glandes de gosier occasionnée par un sang trop épais.

MOYEN CURATIF.

Il faut faire une saignée au plat des cuisses ou l'amputation de la queue; réitérez le lendemain s'il est nécessaire; graissez l'enfle deux fois par jour avec ce qui suit :

Onguent.

Savon d'Alicante............	50 grammes.
Eau-de-vie de vin...........	1/2 décilitre.
Graisse de porc	60 grammes.

Faites bouillir le tout ensemble quelques minutes et frictionnez comme il est dit, après quoi on fait les lavements purgatifs suivants :

Lavement.

Eau de son.............	3 à 10 décilitres.
Sirop de nerprun	10 à 30 grammes.

Mettez le sirop dans l'eau de son et administrez dans une fois, réitérez le soir et jours suivants s'il est besoin; en même temps on

fera prendre les pilules suivantes tous les matins à jeûn :

Pilules.

Quinquina en poudre	2 grammes.
Ail haché...................	6 gousses.
Camphre en poudre	2 grammes.

Vin rouge, quantité suffisante pour faire
quatre pilules. Réitérez tant qu'il sera besoin
et administrez en une seule fois pour la grosse
espèce, en deux pour la moyenne et en quatre
pour la petite; toucher plusieurs fois les ulcères de la gorge avec ce qui suit :

Miel......................	15 grammes.
Esprit de sel	10 —

Mettez ces deux substances ensemble et
touchez les ulcères avec précaution. Si l'inflammation ne diminue pas avec l'onguent ci-
devant on se servira de celui qui suit :

Onguent.

Feuilles de laurier pilées....	1/2 poignée.
Pousses de peuplier........	1/2 —
Feuilles et tiges de ciguë pilées	1/2 —
Graisse de porc	125 grammes.

Faites fondre la graisse, quand elle est fondue ajoutez les substances, laissez bouillir cinq

minutes, passez à travers un linge et graissez deux fois par jour. Il faudra tenir la gorge bien chaudement; on aura donc soin d'y mettre de la laine. Donnez pour nourriture du bouillon à l'oseille coupé avec un tiers de lait.

GALE.

Cette affection a chez ces animaux les mêmes causes que chez les autres; elle se manifeste de la même manière; les traitements sont aussi les mêmes, à l'exception que l'onguent est moins fort.

Onguent.

Cantharides en poudre......	15 grammes.
Onguent mercuriel double...	60 —
Savon vert.................	125 —
Graisse de porc............	125 —

Faites chauffer les cantharides avec une partie de la graisse, passez à travers un linge et ajoutez le restant avec le savon vert et l'onguent mercuriel, remuez jusqu'à ce que ce soit froid et ferme, et graissez au soleil ou au feu trois fois seulement.

DES VERS INTESTINAUX.

On s'aperçoit que l'animal a des vers quand il a des coliques qui disparaissent d'elles-mêmes et reparaissent par accès plus ou moins violents. Il se frotte souvent l'anus contre terre, puis vient la tristesse, l'abattement, les yeux sont larmoyants. Cette maladie amène la maigreur, puis la mort.

MOYEN CURATIF.

On donnera deux lavements chaque jour avec ce qui suit :

Lavement.

Feuilles d'absinthe..........	1 poignée.
Savon noir.................	15 grammes.
Huile empyreumatique......	15 —
Eau bouillante	2 litres.

Versez l'eau bouillante sur l'absinthe, laissez infuser une heure, passez à travers un linge, ajoutez le savon que vous aurez mêlé avec l'huile et administrez en six fois pour la petite espèce et deux pour la plus forte ; réitérez trois jours de suite s'il est besoin ; en même temps on fera prendre la composition suivante le matin à jeûn.

Composition.

Savon empyreumatique......	15 grammes.
Calomel en poudre	2 —
Poudre de fougère mâle......	15 —

Faites une masse que vous divisez en pilules de six décigrammes; la dose est d'une demi-pilule pour les chiens de la plus petite espèce, et de quatre pour la plus forte. On continue ce traitement six ou huit jours. Pour exciter à prendre, on met les pilules dans du beurre ou de la viande.

HUMEUR DANS LES OREILLES.

Cette maladie provient d'un refroidissement subit, d'un coup d'air ou de la présence d'un corps étranger dans l'oreille. Elle s'annonce par une démangeaison, la chaleur, la douleur, puis bientôt s'écoule une matière d'une odeur forte et désagréable.

MOYEN CURATIF.

Feuilles de guimauve........	2 poignées.
Graine de lin...............	30 grammes.
Têtes de pavot écrasées......	4 têtes.
Eau........................	2 litres.

Faites bouillir le tout ensemble, passez à travers un linge et injectez dans l'oreille malade trois fois par jour, après quoi si la douleur augmente ou qu'elle soit par trop forte, on ajoutera à cette décoction ce qui suit :

Laudanum liquide...........	30 grammes.

Injectez également trois fois par jour, puis à chaque fois imbibez un petit tampon de charpie dans la dite décoction que vous mettrez dans l'oreille malade, en même temps on fera prendre les pilules suivantes le matin à jeûn.

Pilules.

    Rhubarbe en poudre.......... 8 grammes.
    Jalap en poudre............. 8   —

Sirop de nerprun, quantité suffisante pour faire vingt-cinq pilules. La dose est d'une pilule pour la plus petite espèce et de cinq pour la plus forte.

TUMEURS, LOUPES, ABCÈS & APOSTUMES EN GÉNÉRAL.

Ces quatre maux ne proviennent que des coups, humeurs, indispositions ou de la mauvaise qualité du sang. Quant aux abcès qui se forment dans l'intérieur du corps, il serait difficile de distinguer ce mal, si ce n'est par la force de la fièvre et quand l'animal ne mange pas.

Il arrive aussi que la trop grande quantité de sang engourdit les membres et fait perdre l'appétit; ce qui se trouve guéri par le moyen d'une bonne saignée à la jugulaire. Quant aux tumeurs et apostumes, il faut toujours commencer par diminuer le volume du sang par une bonne saignée, après quoi on examine dans les vingt-quatre heures si l'humeur est fixée; car, après la saignée, elle peut changer de place ou se dissiper peu à peu. Il faut graisser l'enfle trois fois par jour avec de l'onguent basilicum chaud, pour établir la suppuration; faire une ouverture quelques jours après, s'il est besoin, pour donner cours aux matières s'il y en a, et pincer la plaie comme il est dit en parlant des plaies en général.

Il peut se rencontrer souvent des tensions de nerfs et gonflement de chair, soit par coup ou par trop grande abondance d'humeurs inflammatoires. Il n'y faut pas mettre de graisse chaude maturative, mais bien des graisses résolutives, émollientes et anodines tout à la fois, telles que celle qui suit :

Onguent.

Onguent de laurier...........	15 grammes.	
Cire jaune..................	10	—
Mercure doux...............	20	—
Sublimé corrosif...........	5	—

On fait fondre la cire devant un feu trèsdoux; quand elle est fondue, on ajoute le mercure et l'onguent de laurier; retirez du feu et ajoutez le sublimé; on remue jusqu'à ce que le tout soit bien mêlé et froid, et on s'en sert. (Voir pour le reste du traitement, page 70.)

PARALYSIE.

La paralysie provient de l'excès de nourririture, du manque d'exercice, de la vieillesse, etc.

MOYEN CURATIF.

Saignez à la jugulaire, réitérez trois heures après; puis frictionnez les membres attaqués avec ce qui suit trois fois par jour.

Friction.

Ammoniaque liquide	60 grammes.
Alcool camphré.............	15 —
Huile d'olive................	60 —

Mêlez ces trois substances ensemble et graissez comme il est dit. Immédiatement après avoir graissé on le fera suer comme il suit :

Il faut faire un trou dans une fournée de fumier de cheval, assez profond pour que le malade y entre jusqu'au cou, Quand il y est placé, recouvrez-le de fumier, ayant soin de ne laisser que la tête dehors et laissez ainsi une heure; continuez ce traitement tant qu'il sera besoin.

ÉPAULE DÉMONTÉE.

Cela vient d'un fort coup ou d'un tressaut de l'épaule. Il se forme des glaires entre le coffre et les épaules.

REMÈDE.

Huile d'aspic	10 grammes.
Huile de pétrole	10 —
Esprit de vin	10 —

Mêlez le tout ensemble et graissez toute l'épaule au soleil ou au feu une fois seulement; ensuite vous couvrirez toute l'épaule de l'emplâtre suivant :

Emplâtre.

Poix de Bourgogne	30 grammes.
Poix noire	30 —
Résine	30 —

Faites fondre le tout ensemble, étendez sur une toile neuve, appliquez un peu chaud, passez une ortie entre la poitrine et l'épaule, graissez avec l'onguent basilicum au bas de l'épaule, près de la poitrine. Il faut avoir soin de laver l'ortie et de la tourner avec le doigt.

ÉPAULE DÉBOITÉE.

La boîte de l'omoplate ou paleron se trouve hors de son lieu, ce qui fait que l'omoplate descend suivant que les raideurs nerveuses d'autour de la boîte sont lâchées, ce qui est facile à voir dans tout le haut de l'épaule.

Opération.

Il faut abattre l'animal sur le côté opposé, remonter l'omoplate dans son lieu, faisant replacer la boîte en remuant la jambe, puis on met une emplâtre qui prend au-dessous de la boîte jusqu'au haut; la laisser jusqu'à ce qu'elle tombe d'elle-même.

Emplâtre.

Poix noire.	50 grammes.
Poix de Bourgogne	25 —
Résine.	25 —

Faites fondre le tout ensemble; étendez sur une toile neuve; appliquez un peu chaud; ensuite vous chauffez le dessus avec une pelle rougie au feu, en ayant soin de se mouiller la main et de presser l'appareil pour le rendre plus solide.

CUISSE DÉMISE.

Les cuisses ne se démettent, à ma connaissance, qu'au troisième joint, vis-à-vis la mamelle, l'autre joint d'au-dessus n'étant sujet qu'aux relâchement et tressaut de nerfs.

Les joints ou jointures paraissent plus gros qu'à l'ordinaire, et le sont effectivement.

REMÈDE.

Il faut appliquer un emplâtre de poix de Bourgogne et de poix noire, comme il est dit à l'article de l'épaule démontée, ou graisser avec de l'eau-de-vie camphrée; l'emplâtre est préférable.

Quant à la cuisse, c'est un os plat du devant de la cuisse qui est déplacé par le devant et reste en dehors, ce qui fait que l'animal ne peut marcher : cela se remet facilement.

Opération.

Tirez le membre en avant ou en arrière, suivant qu'il vous sera plus facile pour donner liberté à l'os de repasser sous la peau et à rentrer dans sa cavité, par le devant; l'opérateur aide à passer en le pressant avec les mains; aussitôt à sa place, l'animal ne boite plus.

RUPTURES.

Les ruptures ne sont faciles pour la cure que lorsqu'elles se trouvent dans une partie où il est facile de faire tenir des bandages, telle qu'à la jambe, au bas des cuisses, etc.

Opération.

Il faut tirer fortement sur le haut et le bas; l'opérateur place les deux os bout à bout, puis on pose sur la fracture l'appareil suivant, que l'on aura soin de préparer d'avance :

Appareil.

Eclisses en bois, les plus minces possible et bien garnies de filasse, selon la longueur et la grosseur du membre.

Une bande de deux mètres de long.

10.

Une emplâtre de poix proportionnée à la grosseur du membre, pour en faire le tour, que vous préparerez comme nous l'avons indiqué pour l'épaule déboîtée.

Quand les os sont bien reboutés, appliquez d'abord l'emplâtre autour du membre, de manière à ce que le milieu se trouve sur la fracture; employez pour cela le moyen indiqué page 97.

Quand l'application en est faite, placez vos éclisses dessus et sous le membre, de manière à ce qu'il y en ait tout autour, après quoi vous ferez tenir l'appareil avec la grande bande que vous poserez par dessus; il faut serrer de manière à ne pas empêcher la circulation (il ne faut pas que les éclisses dépassent l'emplâtre, elles doivent seulement maintenir les deux os à leur place). On laisse ledit appareil quarante jours, au bout desquels on lèvera la bande et les éclisses.

On laissera l'emplâtre, qui tombera d'elle-même quelques jours après, puis on frictionnera la partie avec de l'eau-de-vie camphrée ou avec l'onguent suivant :

Onguent.

Feuilles d'absinthe pilées....	1 poignée.
Sauge pilée................	1 —
Feuilles et tiges de rhue pilées	1 —
Beurre frais................	250 grammes.

Après avoir pilé ces herbes les unes après les autres, on fait fondre le beurre et on les met dedans; laissez bouillir dix minutes, passez à travers un linge et frictionnez deux fois par jour.

DES CHANCRES.

Les chancres se manifestent à l'oreille, ils se montrent au début par une tache rougeâtre dont le centre devient blanc et laisse échapper de la matière; alors il se forme une plaie grisâtre dont les bords se durcissent et forment un bourrelet.

MOYEN CURATIF.

Il faut lotionner les chancres deux fois par jour avec ce qui suit :

Lotion.

Feuilles et racines de guimauve.	1 poignée.
Molaine ou bouillon blanc	1 —
Son de froment.	1 —
Eau	2 litres.

Faites bouillir le tout dans l'eau et lotionnez comme il est dit, après quoi on cautérisera le chancre avec du nitrate d'argent (pierre infernale) une fois chaque jour. Si malgré ce traitement le chancre ne cède pas et qu'il s'étende, le plus sage moyen est de couper l'oreille au-dessus du mal, parce qu'il finirait par ronger toute cette partie.

ÉCHAUBOULURE

Collection de petits boutons qui surviennent sur la peau au printemps et au commencement de l'hiver, ou par suite d'une course longue et fatigante; ces boutons sont remplis de sang.

MOYEN CURATIF.

Il faut faire une une bonne saignée à la jugulaire selon la force et l'âge, puis frictionner partout où il y en aura avec ce qui suit :

Friction.

Cendres de sarments de vigne..	2 poignées.
Eau	4 litres.

Faites bouillir la cendre dans l'eau, passez à travers un linge et ajoutez :

Sulfure de potasse..........	30 grammes.

Mêlez bien exactement et lotionnez deux fois par jour. S'ils ne disparaissent pas avec ce moyen on graissera avec l'onguent suivant également deux fois :

Onguent.

Sel de saturne	30 grammes.
Graisse	125 —

Mêlez bien exactement ensemble et graissez.

FIN.

TABLE DES MATIÈRES

CONTENUES

DANS CE VOLUME.

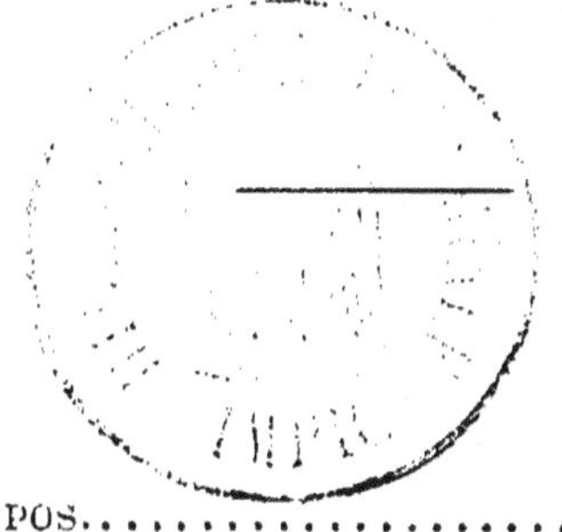

FIN DE LA TABLE.

Charleville, Typ. et Lith. de A. POUILLARD, rue Napoléon, 22. — 5233

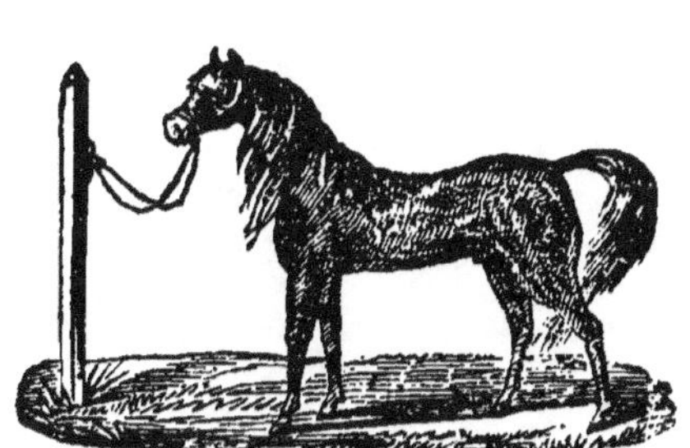

BIBLIOTHEQUE NATIONALE DE FRANCE

3 7531 05083501 7

Charleville, Typ. et Lith de A. Pouillard.

www.ingramcontent.com/pod-product-compliance
Lightning Source LLC
LaVergne TN
LVHW021653060726

842527LV00003B/879